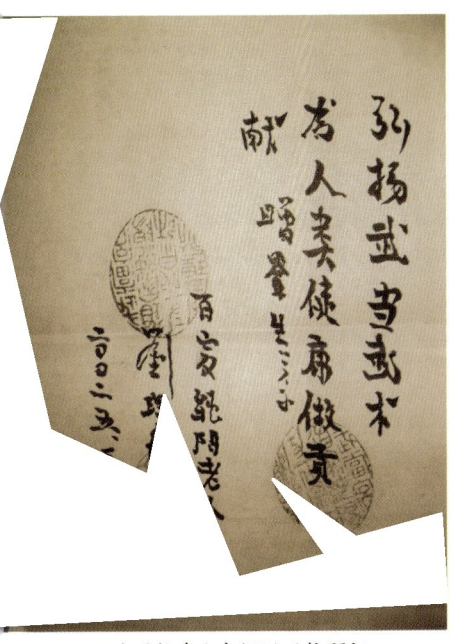

百岁道长武当宗师刘理航题词

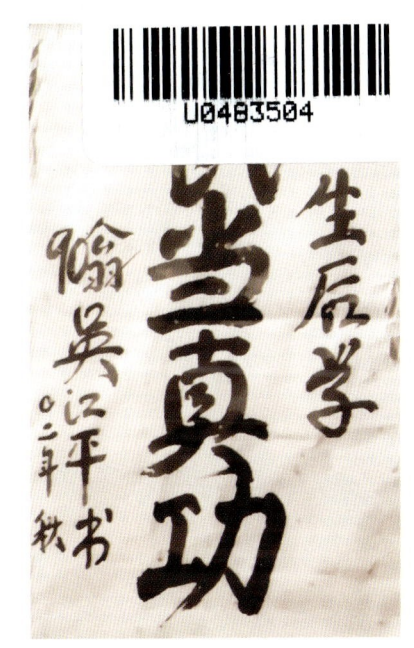

吴江平题词

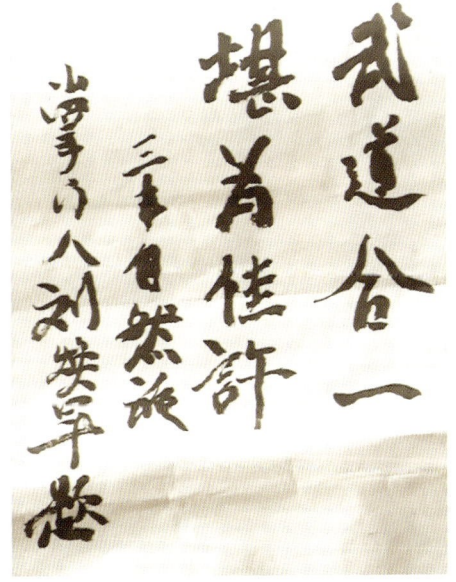

刘焕军题词

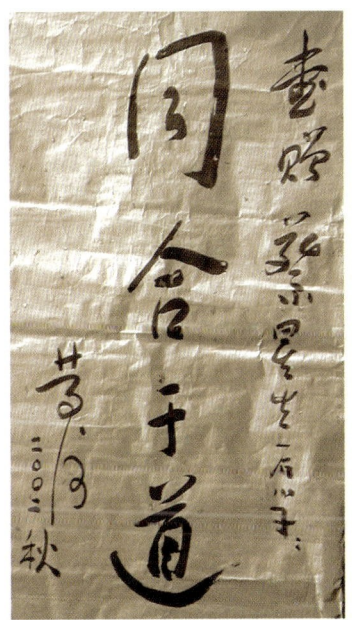

中国著名养生学家黄河题词

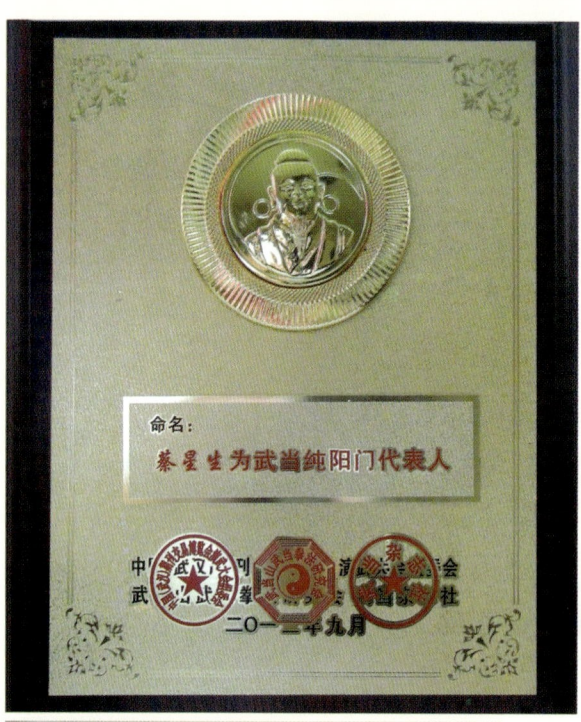

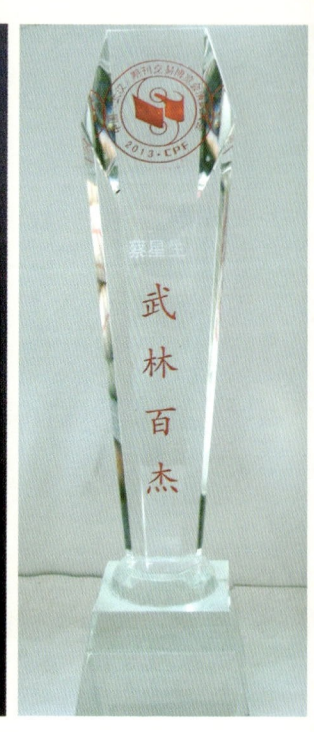

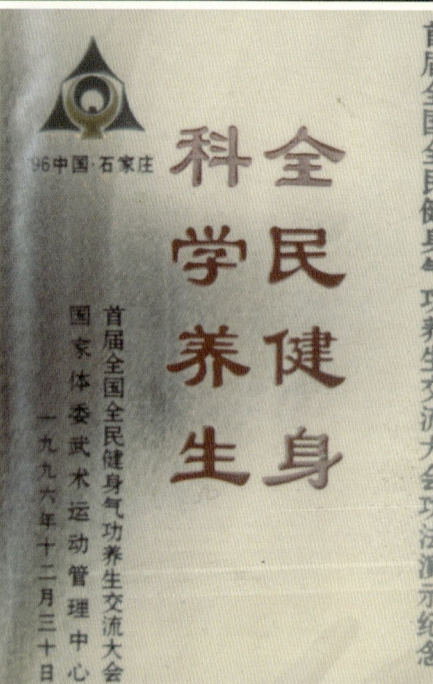

部分武术、养生科研成果

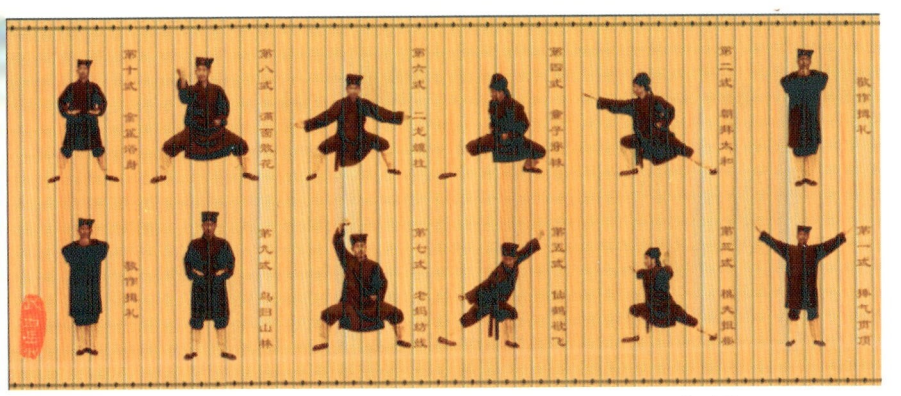

第三届世界传统武术节指定特色产品《武当养生筋经八法》竹简

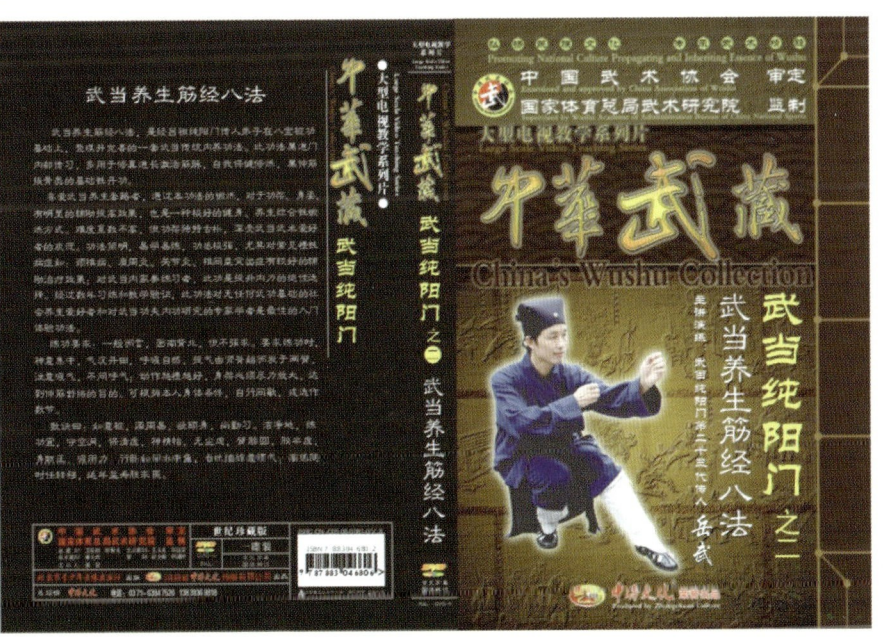

中国武术协会审定、国家体育总局武术研究院监制的《武当养生筋经八法》

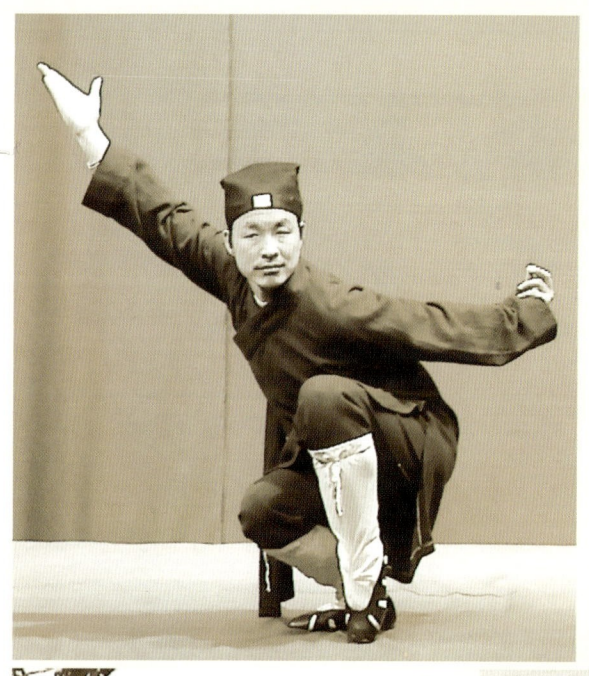

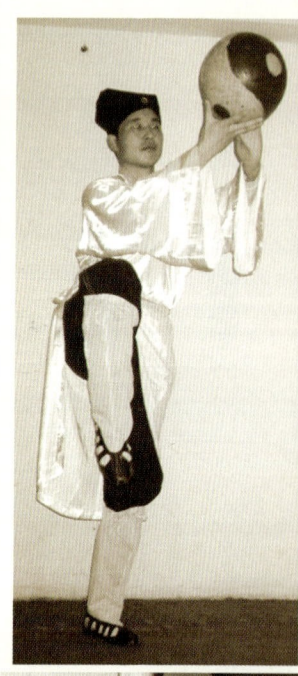

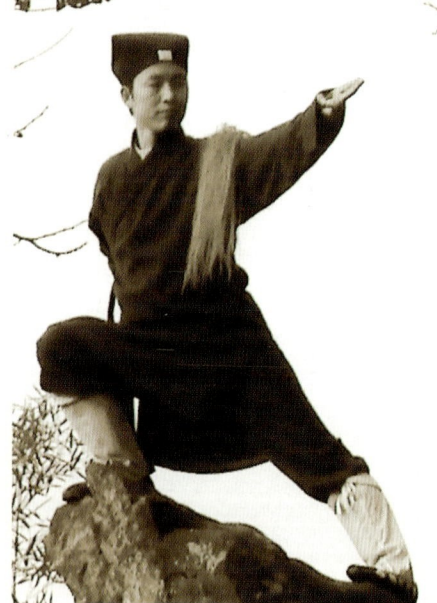

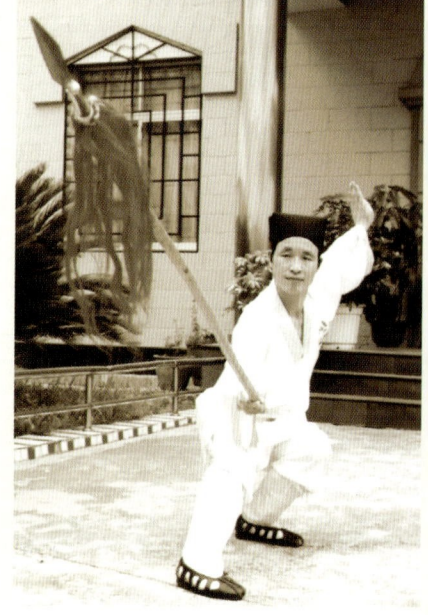

岳武练功图

武当养生筋经八法

岳 武 陈 玲 著

人民体育出版社

内容提要

"武当养生筋经八法"又名"武当道传八宝桩"是在武当山在庙高道口传秘授的八宝桩功谱基础上，经吕祖纯阳门传人弟子数年摩研并完善的一套武当传统丹道内养功法。此功法原在道门内部秘传，是修行道长在修真时激活筋脉、自我保健的常练功法。在武当丹道体系中，列属伸筋拔骨类的基础性丹功范畴。是修真悟道、延年益寿的必经法门。

为溯源探究此养生功法在道内传承体系中的地位，以武当非物质文化遗产传承人、武当纯阳门第23代传人岳武（实名：蔡星生）为带头人的武当拳法研究会研究员们，在综合整理武当系列养生武功的基础上，与其他门类传统养生修炼方法相比较，最后将此养生功法定位于武当道传三类标志性武术养生功法（伸筋拔骨类、呼吸吐纳类、按摩导引类）之一的伸筋拔骨类典型功法，成为目前武当山下由十堰市武当拳法研究会推荐的"武当养生三大宝典"之一。

这套功法的最大特色在于伸筋拔骨且功架独特古朴，内容简短，易学易练，功感极强。尤其对常见慢性病症如：颈椎病、肩周炎、关节炎、椎间盘突出症有较好的辅助治疗效果；对武当内家拳练习者来说，此功是提升内力的绝佳选择；对于提高武当养生爱好者的功架、身姿，有明显的辅助效果，也是一种极好的健身、养生综合性锻炼方式。

经过数年习练和教学验证，此功法难度系数不高。对无任

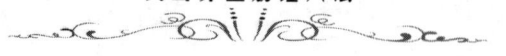

何武功基础的社会养生爱好者和对武当功夫内功研究的专家学者也是最佳的入门体验功法。

自2000年推广以来，慕名前往武当山下十堰市武当拳法会实训机构——十堰柳林武功院学习的受众群体达数千人次。时至今日，世界各地养生爱好者包括多所院校武功研究、生命科学研究的专家、学者不断进行探索交流，成为新世纪的一大健康热点。2008年10月28日，CCTV-4国际中文频道专题播报了《岳武的故事》，引起了世界热爱生命与健康的人们关注。随即《中国日报》（英文版）进行了专题报道，中新社、湖北卫视等媒体进行了追踪专访。武当养生，健康一生。

前 言

退隐浮华，平静地度过了几个春秋。

回头想想，原始的、古朴的武术功法，才更具生命力。酒，真的是陈的香，尽管不少人不愿意承认。终究一天，正如练习了一辈子武术的大家们，无论曾有多少花样的表演，回过头来，私下里还会老老实实地重复练习武术基本功那样，实实在在地做武术人，过武术生活。武当真正的功夫，也没有人们想象的那样"扎眼"，它就像山涧小溪中的泉水一样，悄无声息地流淌着，不管是否引起外界的注意。我们只能算是幸运儿，当年有缘得到了恩师们的点拨和指导，并且把它当作毕生的一个爱好和事业坚持了下来，如此而已。

现今社会，说起武当功夫，真是天上地下，云里雾里。想学习的，根本摸不着边；看热闹的，根本不知道门道。高道隐逸之士，观社会上一番闹腾，所谓武当真功绝技，乌烟瘴气，乱七八糟，闭门谢客，不问世事；俗子江湖掮客，混水搅和，纷纷扬扬，到武当山住上数日，周游一圈，摇身一变即为武当某派传人。和谐社会，追求健康，武当养生，深入人心，于是武当太极之类的舒缓动作的拳术如雨后春笋般地冒了出来。随便清点，过去没影儿的武功，一下子视频上、书本里、杂志中就多出数十种。真让成长在武当山下，见证了现代武当武术发展历史的人们目不暇接，无从思变。孰是孰非，莫衷一是。

武当养生筋经八法

所幸本人于上世纪 70 年代承蒙家学，幼年得民间师传；青年时学文不忘习武，得众大家提携，成为多位武当高道隐真门徒，无意间承其衣钵，率姊妹开馆授徒，培养出一批诸如：武当金丹铁布衫代表性人物——蔡勇；武当内功柔术代表、80 岁老人汤德发等武当英才；壮年不忘报师恩，回报社会，还道武当，近年来，打破"六耳不传道"的旧习，随将多年来珍藏的武当内功点滴示之于社会，教授给有缘人。法门一开，所传功法对人体健康方面的影响尤为明显，反响极好，国内外养生爱好者，蜂拥而来……原来真品"山货"还是珍贵哦！

想社会上如此钟爱武当功法，叹世间鱼龙混杂，视听混淆，我等传人再不立于潮头，留下一些图片与文谱，为世人指点迷津，作学问参考，俗心不忍，愧对祖师！于是产生了整理"武当内功图谱"或"武当养生宝典系列丛书"的思想。

2007 年 10 月武当山召开了"武当国际战略研讨会"。受人推荐，当时正在各地拍摄《中华武藏》专题武术片的导演姜智，一个电话邀请，结缘于武当山下玄武宾馆，促膝谈心两小时，达成共识，献真宝，拍摄系列武当功夫教学资料专题片，纳入国家武术资料库，成为全国 129 个传统武术拳种中武当山下仅有的国家正式认可的两个武当拳种之一。拍摄中，姜智导演深感武当真功魅力无穷，饭局中提议整理武当养生功法，诸如筋经八法、吐纳九式、十三导引功修真等，要以开放的思想去面向世界，要以振兴武当为己任，武当异日必大兴。

事后，在弟弟妹妹主办的武当拳法研究会培训机构——十堰柳林武功院来了一位武术研究生，专门要求学习武当传统的功法。引起了本人的注意，正所谓武当修真"六不传"之"传拳不传功"是祖训哦，深深地刺激了我。他学习最基

前 言

础的"武当筋经八法",不贪多,只求精。追随左右,逢听必记,十几天过去了,一个厚厚的笔记本记满了围绕武当功法相关的武当文化。

后来又来了美国的生物制药研究生,专门学习养生功法;再后来又出现了日本的学员要求独家垄断学习武当八面萧。接着就是台湾的、香港的等等,真正的传统武功,还是有识货的人哦!

特别是身边的两个典型——蔡勇和汤德发。一个是当年身患疾病,弱不禁风的少年,练习武当内功,8年后成就了"武当金丹铁布衫",成为全国武林界的精英;一个是76岁、走路都艰难的老人,向生命抗争,练起了武当内功,3年后成为东风汽车公司的"十大健康老人"。更多的慢性病症,诸如:肩周炎、颈椎病、椎间盘突出症、亚健康等,武当内功就是它们的最大克星。武当内功,济世度人。

可如今,仍然受"六耳不传道""言祖不言师"等传统传承习惯思维影响,多年来奔走庙观,隐于市井,对早年高道隐真所教习的千年内功秘技,勤练不辍,更有体悟,并做笔记,不敢有丝毫懈怠。所传承的"武当九式吐纳秘功""武当筋经八法""武当文太极""武当太极十三桩""武当金丹铁布衫""武当云床高卧秘练图说""武当宫阵秘练图说"等绝学功法,仍没着手重修图谱,独藏于心。有道友劝说:他日遗失,必为大憾,且为祖师所不容。在高度物质文明的今天,著书传世,以缮珍藏,显得日益迫切。于是,开始酝酿写写武当内功图谱之类的书稿。

弹指一挥间,三年过去了,深感自己并非天生道骨,也非地造聪明,练得好,不一定写得好。迎难而上,正所谓"开弓没有回头箭",弓既然拉开,就要射出有力的一箭。在出版社编辑老师们的不倦指导下，数易其稿，2010年《武当九式吐纳养生法》正稿终于诞生了。圈子里的伙伴们，到是祝贺，我却恨恨说：再也不写下一本了。其中艰辛，非经历不知。

闲暇之余，无意翻动《武当九式吐纳养生法》一书的前言，其中内容：

天下所有事情要想做好，首要热情。你对所做的事情根本没有兴趣，注定了那是一条不归之路，就算是有幸遇上，也是与自己缘多分少，最终不了了之，无所作为。习武练功这样，许多事情都是一个理儿。其次是坚持。热情是开端，是做事的序曲，是做事的好兆头，但不是做事的根本。做事的根本在于持之以恒。没有毅力，最终什么事儿都干不成。纵然是美梦也难于成真。其三要勤思。有道是"学而不思则罔"。没有体悟，不会有大成。代代相传的武功秘技，精髓在于其内涵博大，思想精深。不勤思多悟，仅为机械模仿而已，得其形，而神已尽失。若此，再好的武功必然失去昔日的风采，最终在历史的长河中，日渐没落，直至被后人忽略乃至遗弃。

读这段文字，思绪万千。作为成长、生活在武当山下的武当武功非物质文化遗产项目传承人，有责任也有义务让"独善其身"成为过去，迎来"兼及天下"的新时代。我再次鼓足干劲，坐上冷板凳，敲起了键盘，走入到必然的思想王国。

冬去春来，又是三年，一声长叹，笔者终于将千年武当立足于养生长寿并能为实战服务的内功绝技，从实践到理论，再从理论到实践进行检验之后，形成完整的教学与研究体系，并整理成图文并茂，声像俱存的《武当养生筋经八法》文本教程。如果说学习是不容易的事，信息流的时代，整理书稿，就更艰辛。

前言

无论如何，书稿诞生了，读者是否满意，期待市场的反馈。笔者的努力，也仅为抛砖引玉，相信武当大家，也将放下包袱，轻装上阵，互为表里，遥相呼应。

同时面对编辑老师们，叩首拜谢！

2013年金秋于武当山下车城十堰

目 录

第一章 源流、传承特色及理论定位 （1）

第一节 源流 （1）

第二节 传承功用特色及理论定位 （2）

一、传承功用特色 （2）

二、理论定位与社会影响 （4）

第二章 筋经八法基本技术 （6）

第一节 基本手型 （6）

一、阴阳八卦手 （6）

二、八字掌 （6）

三、拳 （6）

第二节 基本步型 （7）

一、并步 （7）

二、弓步 （7）

三、横开步 （7）

四、弹簧步 （8）

五、交叉步 （8）

六、马步 （8）

七、仆步 （9）

八、歇步 （9）

第三节　基本吐纳方法 …………………………（9）
　　一、自然呼吸法 ………………………………（10）
　　二、慢、长、细、匀呼吸法 …………………（10）
　　三、长吸短呼法 ………………………………（10）
　　四、吸气用力法 ………………………………（10）
　　五、三吸一呼法 ………………………………（10）
　　六、吸闭喷气法 ………………………………（11）
　　七、胎息动呼吸法 ……………………………（11）
第四节　"三调"的基本方法 …………………（12）
　　一、调身 ………………………………………（12）
　　二、调息 ………………………………………（12）
　　三、调心 ………………………………………（12）
　　四、"三调"之间的关系 ……………………（13）
第五节　训练的基本要求 ………………………（13）
　　一、练功要求 …………………………………（13）
　　二、注意事项 …………………………………（14）

第三章　筋经八法动作名称及图解 ……………（16）

第一节　筋经八法养生歌 ………………………（16）
　　一、作揖养生歌 ………………………………（16）
　　二、起势养生歌 ………………………………（16）
　　三、八法行功歌 ………………………………（16）
　　四、功用秘要歌 ………………………………（17）
第二节　筋经八法动作名称 ……………………（18）
第三节　筋经八法动作图解 ……………………（18）

目 录

第四章 常见问题解答 ……………………………（117）

 第一节 常识性问题 …………………………（117）

 第二节 技术性问题 …………………………（119）

附录：

 武当绝学内丹修炼法述秘 …………………（125）

后记 …………………………………………………（141）

第一章　源流、传承特色及理论定位

第一节　源　流

"武当养生筋经八法"全名"武当养生道传八宝筋经桩",民间习惯简称"八宝桩"。它是在武当山在庙高道口传秘授的八宝桩功谱基础上,经吕祖纯阳门传人弟子数年摩研并完善的一套武当传统丹道内养功法。此功法原在道门内部秘传,是道长在修真时,舒展身体关节,激活气血筋脉,自我保健的常练功法。属伸筋拔骨类的基础性丹功。据相关史料记载,武当高道"剑仙"郭高一曾深谙此功法并多次登门与武当纯阳门宗师刘理航道长探讨交流,成为佳话。数年来民间鲜见练习。

以武当山下的非物质文化遗产传承人,吕祖纯阳门第23代传人岳武(实名:蔡星生)为代表,率其弟子们经过近20年的练习体验和教学实践证明,此套功法有极强的养生推广价值。本世纪初,此功法已开始向世界各地养生爱好者公开教学传播。

日前,经中国武术协会审定、国家体育总局武术研究院监制的人型系列电视教学片《武当养生筋经八法》已经拍摄成DVD出版发行,并收录于中国大型电视教学系列片《中华武藏》之中。

第二节 传承功用特色与理论定位

一、传承功用特色

"武当养生筋经八法"例属武当一大名宗——吕祖纯阳门武功在武当山下现代传承体系中的一套武当道传养生健体、却病延年秘宝。功法简明，易学易练，功感极强，具有丹道养生筑基功体系中的标志性功法特征。

这套功法的最大特色在于分成8种练功方法，既可单操，又可连贯整套运动。通过以不同形式的肢体运动方式，使用暗力拉伸经筋，并配合特殊的呼吸方法，促进身体的不同部位蠕动、推压、按摩五脏六腑，促进身体筋脉气血畅通，达到养生却病的功效。"武当养生筋经八法"在武当养生体系中属动功养生范畴。

主要表现在：

一是功法传统，适应群体广泛。此套功法过去在武当道门内部秘传，肢体动作原始古朴，习练难度系数不高。有无武功基础均可练习。对武当功夫内功研究的专家学者也是最佳的基础性体验功法。

二是呼吸方式与市面流行的动功功法要求不同。在八组动作中，前几组动作要求吸气用力，两拳攥紧，稳步加力；呼气时高度放松。

三是功用独到，效果明显。其功用概而言之有以下三个方面：

第一方面，武当丹道修炼——经脉通秘法。

第一章 源流、传承特色及理论定位

人体内有多条经脉管道，通过肢体躯干的充分屈伸、外展内收、扭转身体等运动得到拉伸，从而使人体的骨骼及大小关节在传统定势动作的基础上，尽可能地呈现多方位和广角度的活动。

通过"拔骨"的运动达到"伸筋"，牵拉人体各部位的大小肌群和筋膜，以及大小关节处的肌腱、韧带、关节囊等结缔组织，促进活动部位软组织的血液循环，改善软组织的营养代谢过程，提高肌肉、肌腱、韧带等软组织的柔韧性、灵活性和骨骼、关节、肌肉等组织的活动功能，达到强身健体的目的。

尤其对常见慢性病症如：颈椎病、肩周炎、关节炎、椎间盘突出症有较好的辅助治疗效果。

第二方面，是武当高乘武学——点穴术的秘修辅助功法。

长期习练，极快地提升我们指力和点透之劲。具有不伤手，增内力，持续久等特征。对武当内家拳练习者，此功是提升内力的绝佳选择。

第三方面，可以作为武当武功的基本功训练教程。

"武当养生筋经八法"涉及武当内家拳习练所必备的几种基本步型，即弓步、马步、歇步、仆步等。通过功力练习兼带提升了基本功的水准。为进一步深造学习武当内家拳奠定了良好的武功基础。

"武当养生筋经八法"的另一传承特色是：

作为养生，这套功法可以整体成篇，又可以单势练习。

一般练习每式左右做3次，整套需要13分钟左右；能够在气不喘息的前提下，前胸后背汗水湿襟，常伴有痛快淋漓之感。

不会出现练功走偏现象。只有改变和养成呼吸的习惯，没有气机运行走向的深度要求。

没有运动经历的学员，初学的前三天会出现全身酸痛的现象。一般一周后身体酸痛自然消失，伴随而来的是五指指力大增，精神饱满，身心愉悦。

二、理论定位与社会影响

1. 理论定位

为溯源探究此养生功法在道内传承体系中的地位，以武当非物质文化遗产传承人、武当纯阳门第 23 代传人岳武（实名：蔡星生）为带头人的武当拳法研究会的研究员们，在综合整理武当系列养生武功的基础上，与其他门类传统养生修炼方法相比较，最后将此养生功法定位于武当道传三类标志性武术养生功法（伸筋拔骨类、呼吸吐纳类、按摩导引类）之一的伸筋拔骨类典型养生功法，成为目前武当山下由十堰市武当拳法研究会推荐的"武当养生三大宝典"之一。

"武当养生筋经八法"属武当传统丹道内养功法中伸筋拔骨类的基础性丹功，其根在道门，其法将会通过吕祖武当纯阳门从此广泛流传于民间。一经弘扬，就会源远不断，为人类健康造福。

2. 社会影响

自 2000 年"武当养生筋经八法"与"武当九式吐纳养生法"面向社会，公开传授以来，慕名前往武当山下的十堰市武当拳法会实训机构——十堰柳林武功院学习的受众群体达数千人次，受到社会各界人士的好评。特别是那些筋脉受损，身体虚弱，气短、力乏的养生爱好者、内功点穴爱好者和从事公职

第一章 源流、传承特色及理论定位

门类的精英人士，一经接触，感受深刻，强烈关注。

时值今日，世界各地养生爱好者包括多所院校武功研究、生命科学研究的专家、学者不断进行探索交流，成为新世纪的一大健康热点。2008年10月28日，CCTV-4国际中文频道专题播报了《岳武的故事》，引起了世界热爱生命与健康的人们关注。随即《中国日报》（英文版）进行了专题报道，中新社、湖北卫视等媒体进行了追踪专访，武当养生，健康一生。

目前，武当山下的十堰市武当拳法研究会柳林武功院作为团体传播机构，培养了一大批"武当养生筋经八法"的习练、研究群体，并迅速向世界各地传播这一道家文化精粹。

第二章 筋经八法基本技术

第一节 基本手型

一、阴阳八卦手

右手握空心拳，左掌拇指通过右拳眼，扣按于右手心（劳宫穴）处，左手其他四指抱于右拳面和拳背之上。双手环抱成子午阴阳诀，亦即阴阳八卦手。

此手法为男士手诀。女士左右手互换。（图 2-1）

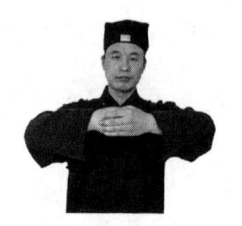

图 2-1

二、八字掌

四指并拢伸直，拇指自然伸开，即成"八字掌"。（图 2-2）

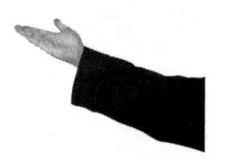

图 2-2

三、拳

四指屈拢收于掌心，大拇指第一关节屈压在食指第二关节上。（图 2-3）

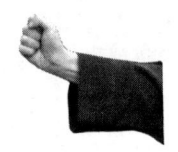

图 2-3

第二章 筋经八法基本技术

第二节 基本步型

一、并步

自然站立，双腿伸直，双脚并拢，两脚落实，重心落于两脚下。（图2-4）

二、弓步

两脚前后分开一大步，前腿屈膝前弓，大腿斜向地面，膝与脚尖上下相对，脚尖微内扣；后腿自然伸直，脚跟蹬地，脚尖微内扣，全脚掌着地。（图2-5）

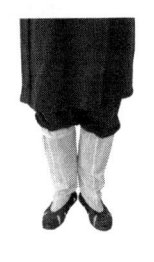

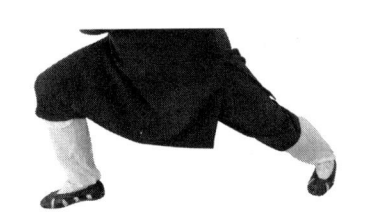

图2-4   图2-5

三、横开步

两脚左右分开一步，横向之间保持与肩同宽或稍宽，两腿自然伸直，全脚掌着地，重心落于两腿之间。（图2-6）

四、弹簧步

两脚左右分开一步，横向之间保持与肩同宽或稍宽，两腿自然伸直，全脚掌着地，重心落于两腿之间；然后重心上提，双脚跟自然离地。（图2-7）

五、交叉步

自然站立，一脚向另一脚前或后移动成交叉步。交叉步分前交叉步和后交叉步。（图2-8）

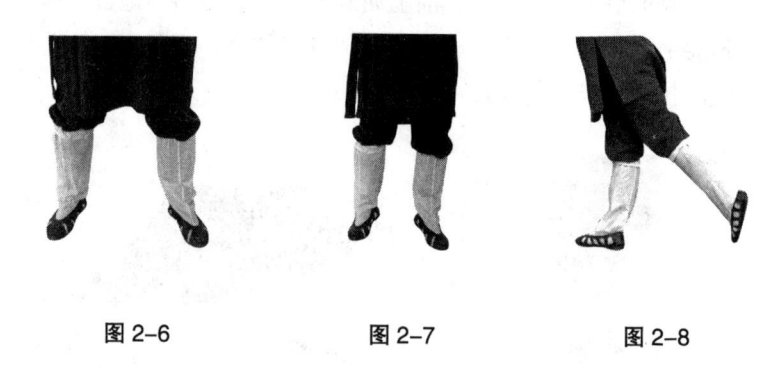

图 2-6　　　　图 2-7　　　　图 2-8

六、马步

两脚开步站立，与肩同宽或稍宽，两腿屈膝半蹲，大腿略高于水平或水平。（图2-9）

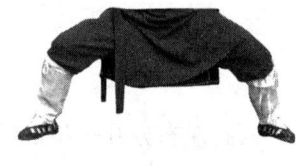

图 2-9

第二章 筋经八法基本技术

七、仆步

两脚左右开立,右腿屈膝全蹲,全脚着地,左腿挺膝伸直,脚尖里扣,握右拳置于腰间,左臂夹紧,拳放置于胸前。仆左腿为左仆步,仆右腿为右仆步。(图2-10)

八、歇步

两脚交叉靠拢,两腿屈膝全蹲,左脚全脚着地,脚尖外展;右脚前脚掌着地,后腿的膝部贴于前腿的外侧,臀部坐于后腿小腿上,接近脚跟。两手握拳着地。左脚在前为左歇步,右脚在前为右歇步。(图2-11)

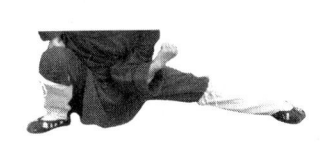

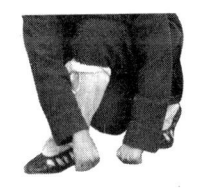

图2-10 图2-11

第三节 基本吐纳方法

做筋脉功法也要配合呼吸吐纳基本技法。这些技法在武当各类养生功法中相互穿插,各有侧重。在"武当养生筋经八法"练习中,要注意配合以下呼吸吐纳方法。

一、自然呼吸法

口微闭，上下牙微微相合，舌尖轻搭上腭，用鼻吸气，腹部要凸起，呼气，腹部要收缩。

不加任何意念，不拘泥于形式，自然呼吸。

二、慢、长、细、匀呼吸法

在练功过程中，为配合肢体动作，而采取的一慢、二长、三细、四匀的"四合一"呼吸方法。属于常见的调节呼吸方法。

三、长吸短呼法

在练功过程中，为配合肢体动作，采取的吸气时间大于呼气时间的呼吸调节方法。

呼吸气时间的长短，要因人而异。

四、吸气用力法

在练功过程中，为配合肢体动作，采取的吸气时两拳稳步攥紧，呼气时两拳放松的呼吸调节方法。

呼吸气时间的长短，要因人而异。

五、三吸一呼法

即"间歇式一吸长呼"的呼吸吐纳方法。此为呼吸吐纳特

第二章 筋经八法基本技术

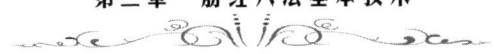

色所在。

一个长吸气，分3次短吸气完成；然后一个长呼气，完成一组呼吸吐纳方法。

这一组长吸气分3次短促吸气完成。通常情况下，吸气时双拳逐步加力握紧。第一次短促吸气时，双拳加力握紧；动作不间断，第二次短促吸气时，双拳再加力握紧；动作不间断，第三次短促吸气时，双拳用全力握紧；然后一个长呼，呼气速度相对加快。

六、吸闭喷气法

在练功过程中，为配合肢体动作，采取的吸气、闭气、喷气的呼吸调节方法。

具体操练又分为：一吸一闭法、一吸三喷法、长吸一喷法、一吸一喷法。

吸气、闭气、喷气的速度快慢、时间长短，要因人而异。

七、胎息动呼吸法

吸气的同时环抱双手呈阴阳子午诀，即阴阳八卦手，自然放于小腹前。然后自然呼吸，意守下丹田（通俗说法是肚脐眼下一寸的区域）60秒钟为度。感受小腹部随呼吸一起一伏。也叫胎息动。

一般养生爱好者学习时可不作深究，意到即可。

第四节 "三调"的基本方法

练功前、功后和练功过程中，都有自我调节身心的过程，这个过程往往容易被练功者所忽略。筋脉功法以伸筋拔骨为主体，并不排斥和忽视呼吸吐纳基本意识导引的配合。"三调"的基本方法，就是对练功者的一个功前指导。

一、调身

调身，即对形体姿势的调整锻炼。

它是有意识地按照规范自我调整处于静止或运动状态时，形体姿势的操作过程，也称炼形。

练习吐纳功法时，要做到功架正确，姿势合乎规范。

二、调息

调息，即对呼吸的调节训练。

它是有意识地按照规范自我调节呼吸的训练方式，也称炼气。也就是自觉采用不同的呼吸方法，与形体动作相互和谐，以达到和气养身的目的。

练习吐纳功法时，要做到呼吸方法正确，肢体配合默契。

三、调心

调心，即对心意的调节引导。

第二章 筋经八法基本技术

它是有意识地按照规范自我调控心理状态的操作方式，也称炼神。也就是通过对自我心意的调节引导，借助意念的活动达到入静养神的目的。心主神明，只要能心清神静，意念专一、正直，思想情绪稳定，脏腑功能就不会紊乱，生命就不受任何危害。

练习功法时，要做到心不外想，神不外驰，专心一意，心息相依。

四、"三调"之间的关系

所谓"心息相依""神形兼备"。调心是"三调"中的主导因素，调息和调身均需在调心的前提下进行，直至进入"三调"融为一体的功态境界。

第五节 训练的基本要求

一、练功要求

一般而言，面南背北。也可以因时、因地而变化，一般养生爱好者，可以不做强求。

但是在日常练功时，必须强调以下要求：

①神意集中，气归丹田，呼吸自然，提气由肾脊始而发于两臂；

②注意吸气，不问呼气；

③动作越慢越好，身架必须尽力放大，达到伸筋舒络的目的。

练功过程，可根据本人身体条件或承受能力，自行间歇，或选做数节进行单式练习。

二、注意事项

1. 松

就是要求日常练功时全身各部位自然放松。特别是功前和功后对身心的调节，格外强调和重视。练功过程中要做到松、紧有度，和谐自然。

通常做法是：自然站立时，目光垂敛，身体中正，坐胯松腰，要求虚腋垂臂，提肛敛臀，手指松开，自然微屈。

运动时要呼吸整体配合，协调一致。

2. 紧

就是在练习"武当养生筋经八法"过程中，按照动作要领的具体要求，拉伸筋骨时，做到双拳稳步加力，越握越紧，腹肌配合用力。

一般情况下，呼气时用力。吸气时放松。

当然，各式的具体要求有区别。练习时要在具体动作学习中，注意体会与区分。

3. 静

要求思想集中，心安神静。表情自然，情绪松弛。
用意不要重，要轻、淡。切忌刻意追求气感，以免出偏。

4. 适度

要求定时定量，持之以恒。

第二章　筋经八法基本技术

有时通过练功，原有的慢性病症出现好转，如果骤然停练，可能复发。

练功也不能过于疲劳，适可而止。心急求速，日夜不停地练，也会出问题。

武术界有句术语叫"火候适度"，因此练功不能"过火"，要讲求适度。

5. 做好准备活动

"武当养生筋经八法"属于伸筋拔骨类功法，不做好准备活动，容易造成肌肉、韧带、筋经受伤。所以，做好准备活动至关重要。

特别是对于过去很少或较少参加体育锻炼的中老年或者体弱多病的年轻人，要充分结合自己的生理特点、健康状况加以综合考虑。练习时，做到由浅而深，逐步拉伸自己的功架，不要急于求成。

在正式练功前，要认真掌握功法的动作方法及练习要点，按照规定动作标准进行练习。充分做好准备活动，特别是腰、膝、踝、肩等关节一定要活动开。同时要正确对待肌肉酸痛等练功初期出现的必然现象。

建议针对本功法特点，练功者在正式练功前，有条件的可以先小跑数圈，然后压腿、控腿。也可以在原地小跑5分钟，再做正压腿、弓步压腿、仆步压腿、歇步坐盘、前屈、后仰、转腰等基础动作，为正式练功做好充分的准备。

另外，练功场所应该安静、整洁。要避免在污染严重或者有噪音干扰处练功。

第三章 筋经八法动作名称及图解

第一节 筋经八法养生歌

一、作揖养生歌

起手抱拳宜轻缓，
双手环扣气吸满，
颔首短呼意犹尽，
纳气挺胸吐沉丹。

二、起势养生歌

双手抱拳意守丹，
捧气贯顶行周天，
意气由上而下沉，
涌泉穴位是玄关。

三、八法行功歌

（又名"八宝如意站桩功桩歌"）
如意桩，源周易，

第三章 筋经八法动作名称及图解

欲颐身，尚勤习。
洁净地，练功宜，
守空洞，保清虚，
神情怡，无尘虑，
臂膀圆，腋半虚，
身躯正，吸用力，
行卧如同水中鱼，
吞吐缠绵意领气；
高低随时任转移，
延年益寿胜求医。

四、功用秘要歌

八法势简莫轻瞧，
用气使力全颠倒，
伸筋拔骨臂腿腰，
瘟神遇上也告饶，
修行丹道筑基功，
步入正途是奇招，
养生长寿先洁体，
五行康健有奥妙，
防身点穴长功力，
无意抓拿鬼哭嚎，
先贤秘传筋经技，
有缘信士护身宝，
江山代有传人出，
大德修行法自高。

第二节　筋经八法动作名称

引子：敬作揖礼

起势：捧气贯顶
第一式　朝拜太和
第二式　樵夫担柴
第三式　童子穿袜
第四式　仙鹤欲飞
第五式　二龙缠柱
第六式　老妈纺线
第七式　满面散花
第八式　鸟归山林
收势：狸猫洗脸——金盆浴身——抱圆守一

第三节　筋经八法动作图解

引子——敬作揖礼

【歌诀】

起手抱拳宜轻缓，双手环扣气吸满；
颔首短呼意犹尽，纳气挺胸吐沉丹。

【动作图解】

①自然站立，全身放松，头顶上悬，下颌微收，舌尖轻搭于上腭，背有上拔之意，使间尾中正，肛微提，腹微收，目光

第三章 筋经八法动作名称及图解

平视。（图 3-1）

②接上动不停。双掌同时外旋，两臂屈肘后拉至两腰间，两掌心斜向上方。（图 3-2）

③接上动不停。两肘外撑，两掌心斜向上方。（图 3-3）

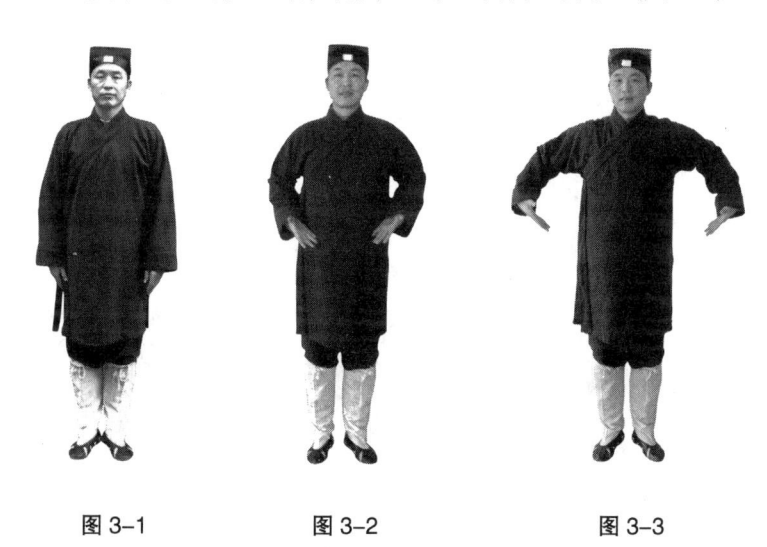

图 3-1　　　　图 3-2　　　　图 3-3

④接上动不停。拧臂转腕，两掌向两侧平举，两掌心向下，两臂高与肩平。（图 3-4）

⑤接上动不停。两臂外旋，同时直臂由侧平举向正前方相合；然后屈臂内收，双掌叠抱；同时右手变空心拳，左掌拇指通过右拳眼，扣按于右手心

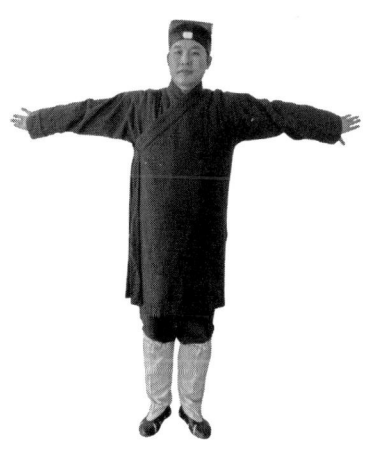

图 3-4

（劳宫穴）处，左手其他四指抱于右拳面之上（男左手环抱于右手；女右手环抱左手。以下此手法皆同）。成子午阴阳诀，亦即阴阳八卦手，目光内敛。（图 3-5、图 3-6）

⑥接上动不停。手臂动作不变，微向前方低头叩首，呈作揖朝拜势。（图3-7）

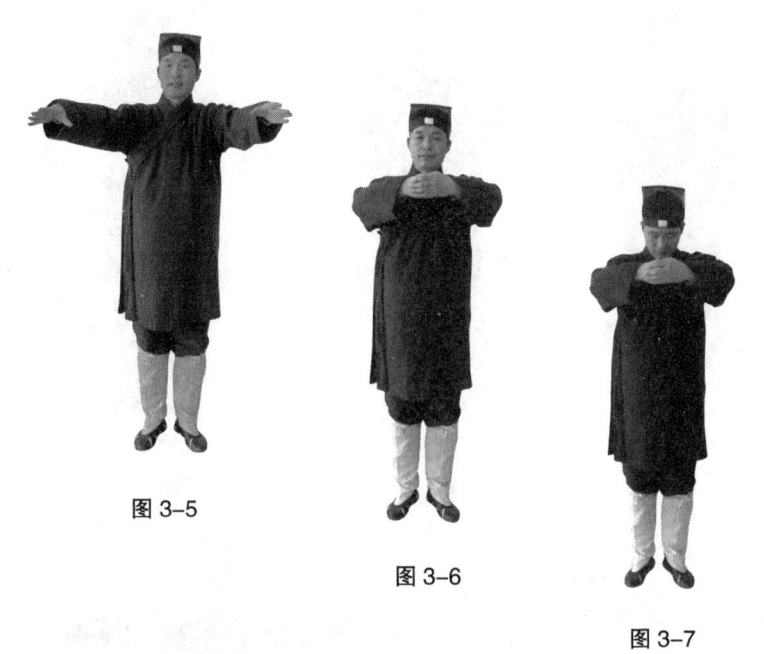

图 3-5

图 3-6

图 3-7

⑦接上动不停。抬头挺胸，双手抱拳自然回收于胸前。（图 3-8）

⑧接上动不停。两手分开变掌，两掌心向下徐徐下按于小腹前；然后两掌向身体两侧分掌下垂成自然站立势。（图3-9、图 3-10）

【吐纳方法】

双手合抱时，要缓缓进行并配合长吸气，吸满后双手同时

第三章　筋经八法动作名称及图解

图 3-8　　　　　图 3-9　　　　　图 3-10

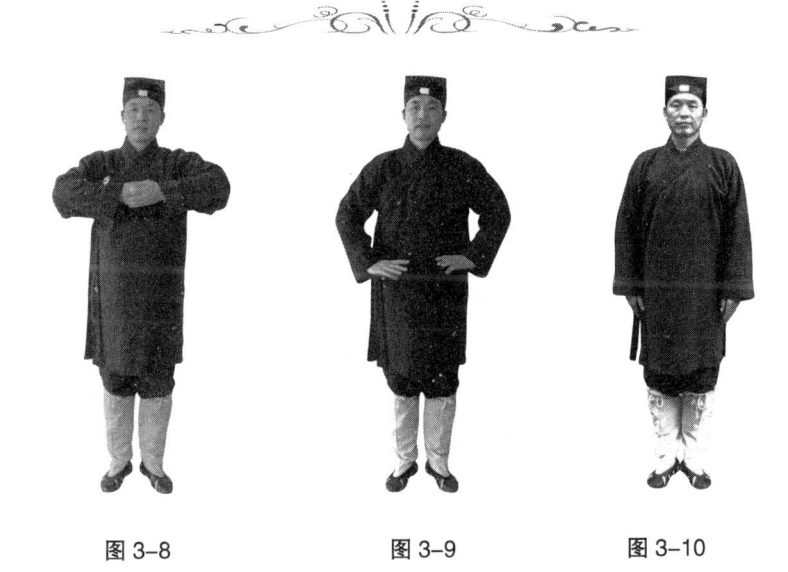

抱拳；此时胸宜挺，气宜满。接着一个短呼，同时配合低头颔首；此时胸宜含，气宜空。一吸一呼为一组；接着抬头挺胸，自然吸气长缓，抱拳收于胸前，仿佛是胸前的膻中穴在吸气，将所抱拳吸回到胸前；此时胸宜挺，气宜满。这是一个短吸。接着一个长呼，所抱拳自然空松沿胸前正中线，配合长呼气而下落至小腹前（下丹田）。

【练习提示】

①一般以一次为度，作为功前的引子，对身体、思想、呼吸进行调整，也称"三调"。

②虽然是练功前的引子，提醒习练者、研究者不要轻视。此组动作蕴涵着呼吸吐纳养生法和防身自卫的独特技巧，练功者自悟，可有所得。

【易犯错误】

①呼吸配合不当。呼吸的时间长短和速度的把握不准确，容易出现憋气现象。

②吐纳的配合动作为4动，容易被做成2动。

③姿势配合不当。容易把"低头颔首"动作做成"低头弯腰"的动作。

【纠正方法】

①分两组呼吸练习。先练习一长吸气一短呼的方法，适应后，再练习一短吸气一长呼气的吐纳方法。逐步把握呼吸要领。

②配合两组呼吸，把动作分解为4动。先长吸气，双臂由两侧向正前合抱，双手相交呈阴阳八卦手，抱于胸前，此为第一动。第二动，双臂不动，低头颔首，短呼气。第三动，抬头挺胸，两手回收于胸前，此为短吸气。第四动，双手分开变掌，翻掌下按，此为长呼气。

③在练习时，体会"低头颔首"与"低头弯腰"的动作区别，克服混淆动作的习惯。

【养生功效】

两组呼吸，一长一短，一短一长，三丹归元。表像作揖朝拜，暗含调养气机。祛燥降火，气定神清。

预备势——捧气贯顶

【歌诀】

　　　　开步举手行气满；捧气贯顶百会先；
　　　　意气由上而下沉；涌泉穴位是玄关。

【动作图解】

①接上式动作。左脚自然向左侧横开半步，两脚距离与肩同宽或稍宽；两臂自体侧慢慢上抬，两掌心向上，两掌慢慢合于头顶上方，两掌心遥遥相对，用鼻子吸气，至此气吸满。（图3-11、图3-12）

第三章 筋经八法动作名称及图解

②接上动不停。用鼻子呼气；同时，两掌翻掌下按，掌心向下。（图3-13、图3-14）

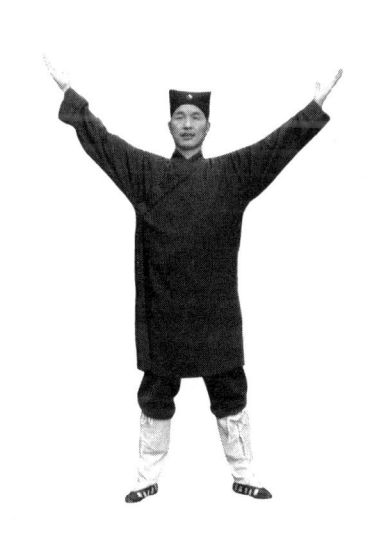

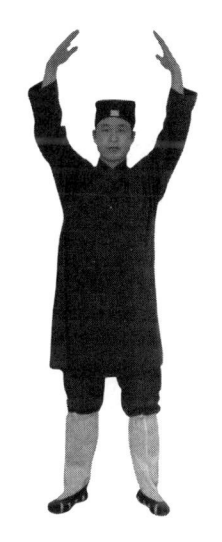

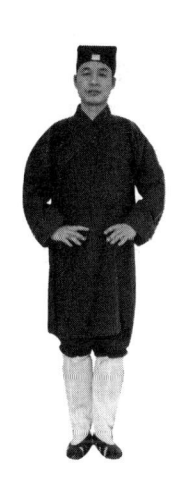

图 3-11　　　　　　　　图 3-12

图 3-13　　　　　　　　图 3-14

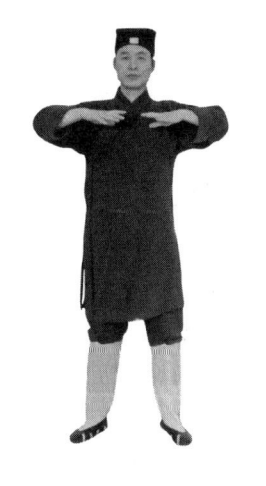

23

③两掌慢慢下落于身体两侧，掌心向内，呼气结束。（图3-15）

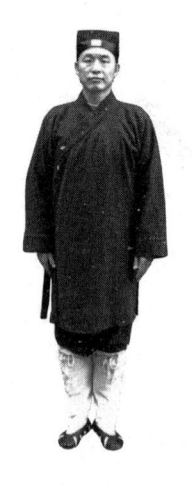

图3-15

如此重复3次。

【吐纳方法】

"捧气贯顶"是一组全身心调理动作。共包含3种吐呐导引方法。

①呼吸法。用鼻子吸气，双臂自体侧慢慢上抬，双掌心向上，再慢慢合于头顶上方，双手掌心遥遥相对，至此气吸满；然后用鼻子呼气，同时翻双掌下按，掌心向下。双手慢慢下落，垂至体侧，呼气结束。如此重复3次。

②意念法。要有一个意识假想。吸气时，双目微闭，意想内视，人的身体就像一瓶浑浊的水，呼气时，随着双手下按而意念自头顶下行，身体内假想的污浊之水面也随意念下降下行，从双脚下的涌泉穴外泄；人体流空之处都变得非常洁静，

第三章 筋经八法动作名称及图解

无色透明。所有的病气、浊气都随意念水面下降而下行，通过涌泉穴外泄入地。

③意识假借法。它是一种养生有效的心理暗示方法。此方法操作得当，非常有助于身心健康。习练静坐功夫的人们，自然明白其中的玄机。这里不一一赘述。

当然，如果习练者还没有导引基础，还不能控制自己的意识假借，作为一般性的养生锻炼，也可以只用肢体动作配合呼吸吐纳，而不用意识假借这种导引方法。

【练习提示】

①初级习练者，要求肢体动作准确，松紧有度，自然配合呼吸。

②中级练习者，要求肢体动作的吞吐、屈伸、开合与呼吸吐纳有机配合。

③高级养生者，做到肢体动作、呼吸吐纳与意识导引高度融合。

④以下分式功法中出现"捧气贯顶"时的练习方法与此相同。

【易犯错误】

①"调身、调息、调心"方法不当。

②初期不容易进入练功状态。心绪不宁。

【纠正方法】

① 掌握"三调"的方法、要领，认真体会在自然、放松状态下，意、气的高度融合。

②克服急躁心理，放松自己的思想，不刻意追求功态。

【养生功效】

①梳理三焦。

②调节身形、心意、气息；尤其对高血脂、高血糖、高血

压患者是一组行之有效的调理方式。

③改善神经、体液调节功能，有助于血液循环，消除疲劳。

第一式　朝拜太和

【歌　诀】

　　　　双手握拳提腰间；退撤一步另臂展；
　　　　朝拜太和伸筋骨；攥拳吸气仆地穿。

1. 并步握拳

【动作图解】

①自然站立，全身放松，头顶上悬，下颌微收，舌尖轻搭于上腭，背有上拔之意，使闾尾中正，肛微提，腹微收，目光平视。（图3-16）

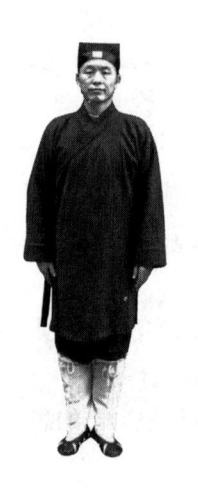

图3-16

第三章　筋经八法动作名称及图解

②接上动不停。吸气上提于胸中，胸上挺，腹收紧，同时双手掌外旋，两前臂后屈，双掌变握拳（快速），收于腰间。（图3-17、图3-18）

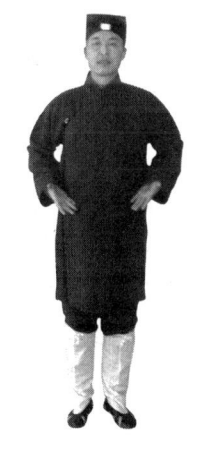

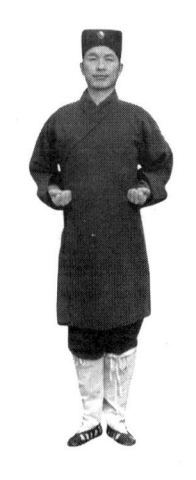

图3-17　　　　　　　图3-18

2. 弓步穿掌

【动作图解】

接上动不停。身体右转90°，呼气放松，左脚向左后方撤退一大步，左腿绷直，右腿屈膝，右大腿与地面平行，呈右弓步；同时，右臂向前平伸穿掌，成"八字掌"；左手握拳在左腰间不变；目光平视右掌。（图3-19）

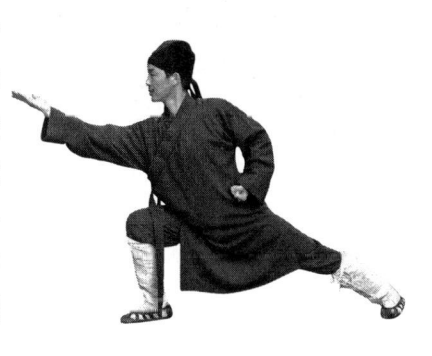

图3-19

3. 臂腿侧伸

【动作图解】

①接上动不停。右掌变拳，吸气，同时用全身之力紧握拳头，左手握拳放在左腰间不变；然后，上体姿势不变，两腿重心由右向左后移，两脚尖微向左转，逐渐变成左弓步。（图3-20）

②接上动不停。身体继续向左最大限度地侧压，右腿绷直，左腿屈膝，左大腿与地面平行，呈左弓步；同时，右拳、臂、身体右侧与右腿绷成一条线；左手握拳放在左腰间不变。做动作的同时，继续吸气，随吸气延长，右拳越握紧，头部随臂腿动作变化，自然侧偏。（图3-21）

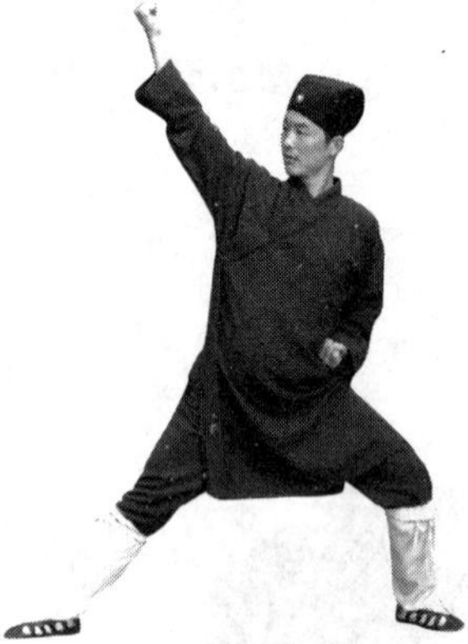

图 3-20

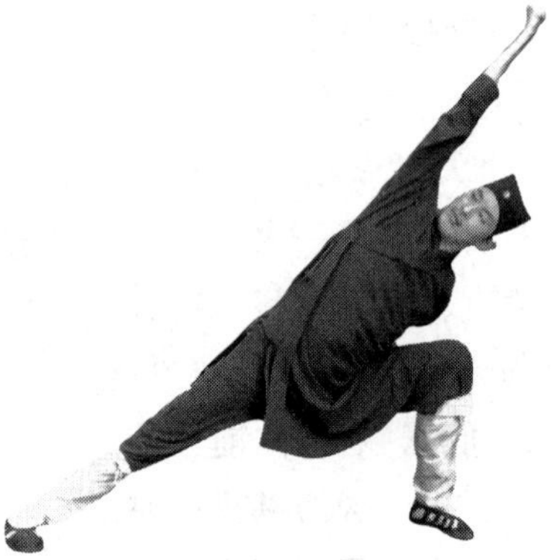

图 3-21

第三章 筋经八法动作名称及图解

4. 直拳捶地

【动作图解】

身左转，呼气放松，右拳虚握，屈臂下捶于左脚内侧；左手握拳放在左腰间不变。上身自然前俯，目视右拳。（图3-22）

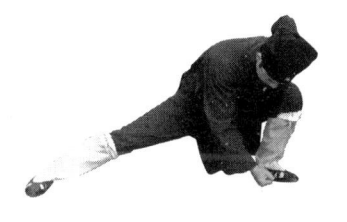

图 3-22

5. 仆地拧拳

【动作图解】

①接上动不停。右拳外旋同时用力握紧拳头，随之屈右前臂，右上臂夹肘，身体重心下移，上体右转，两腿由左弓步变为左仆步；目视右拳；同时，用鼻吸气。（图3-23）

②接上动不停。左腿用力将身体向右前方撑起，蹬直，右腿由直变屈，逐渐呈右弓步；上体动作不变，右拳握紧拳头，右前臂屈，右上臂夹肘；左手握拳放在左腰间不变；身体前移；上身自然前俯，目视右拳；同时，用鼻继续吸气。（图3-24）

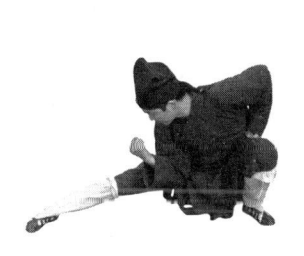

图 3-23

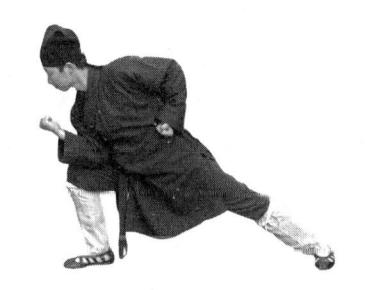

图 3-24

6. 弓步穿掌

【动作图解】

接上动不停。保持右弓步型不变，上身微起，呼气放松，右拳变掌，向正前方自然穿掌平伸，左手握拳放在左腰间，姿势不变；目视右掌。（图3-25）

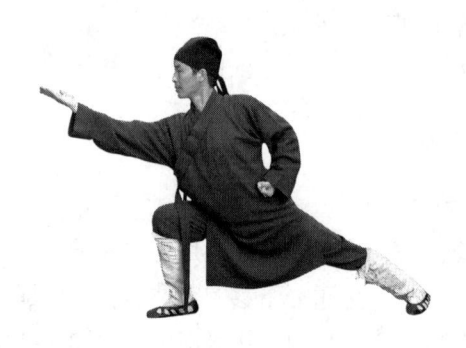

图 3-25

以上动作"2.弓步穿掌到6.弓步穿掌"为右式，一般练习以重复3次为度。

7. 按掌平气

【动作图解】

①接上式动作。身体重心移至左腿，右腿向左腿内侧收回半步，身体直立；同时，右臂向上、向头顶上方抬起，掌心向上，同时配合吸气；然后屈右前臂，翻掌下按，自头顶上方下落至小腹前，掌心向下，同时配合呼气。（图3-26、图3-27）

②接上动不停。左拳变掌，翻掌心向下，与右掌同时从小腹前自然放到身体两侧；然后用鼻子吸气，两臂自体侧慢慢上

第三章 筋经八法动作名称及图解

抬，两掌心向上，再慢慢合于头顶上方，两掌心相对，至此气吸满。（图3-28、图3-29）

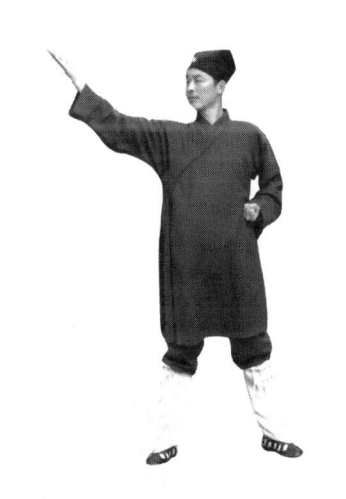

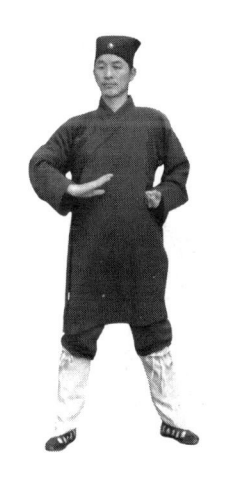

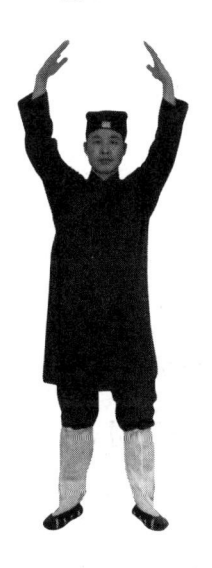

图 3-26　　　　　　　　图 3-27

图 3-28　　　　　　　　图 3-29

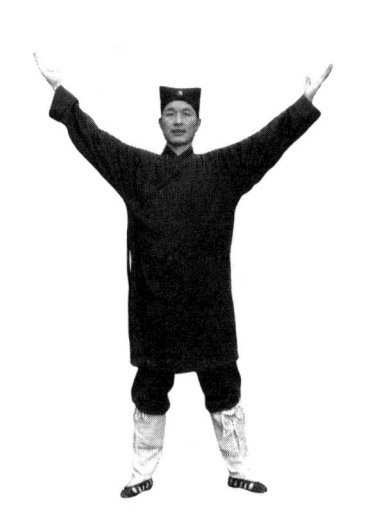

③接上动不停。收左脚至右脚内侧,用鼻子呼气;同时,两掌翻掌下按,掌心向下;两掌慢慢下落至腹前,呼气结束。(图3-30、图3-31)

④接上动不停。自然站立,两掌自然放于身体两侧。(图3-32)

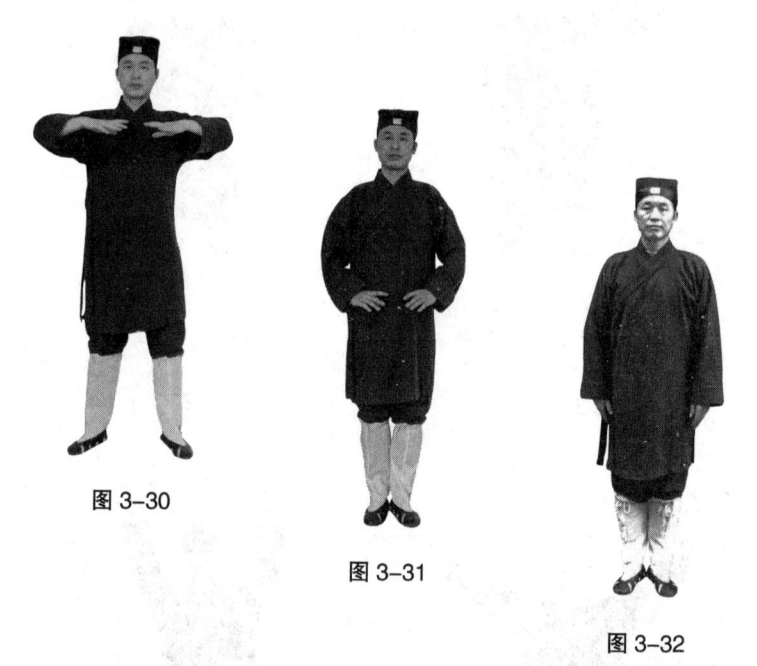

图3-30

图3-31

图3-32

如此动作①~④可只做一次,也可以重复3次。

8. 并步握拳

【动作图解】

接上动不停。吸气上提于胸中,胸上挺,腹收紧,同时双手掌外旋,两前臂后屈,双掌变握拳(快速),收于腰间。(图3-33、图3-34)

第三章 筋经八法动作名称及图解

图 3-33　　　　　　　图 3-34

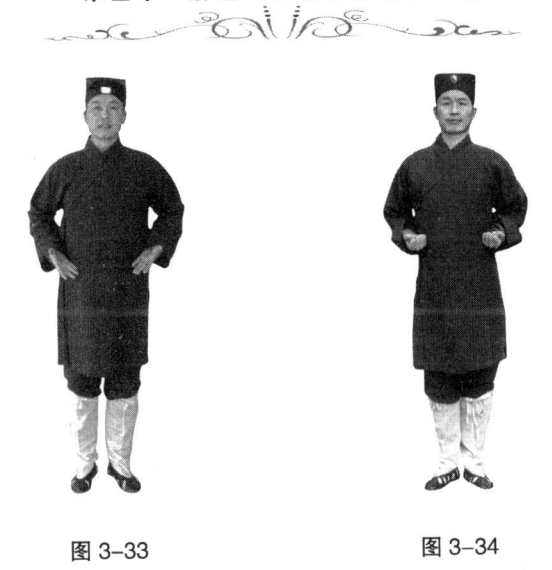

9. 弓步穿掌

【动作图解】

接上动不停。身体左转 90°，呼气放松，右脚向右后方撤退一大步，右腿绷直，左腿屈膝，左大腿与地面平行，呈左弓步；同时，左臂向前平伸穿掌，成"八字掌"；右手握拳在右腰间不变；目光平视左掌。（图 3-35）

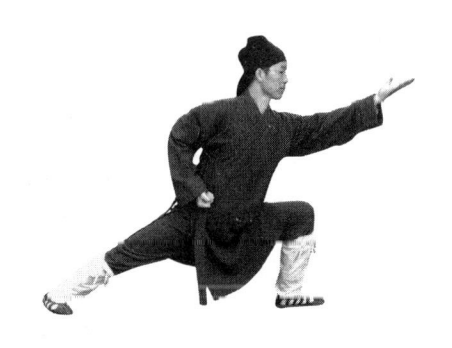

图 3-35

10. 臂腿侧伸

【动作图解】

①接上动不停。左掌变拳，吸气，同时用全身之力握紧拳头，右手握拳放在右腰间不变；然后，上体姿势不变，两腿重心由左向右后移，两脚尖微向右转，逐渐变成右弓步。（图3-36）

②接上动不停。身体继续向右最大限度地侧压，左腿绷直，右腿屈膝，右大腿与地面平行，呈右弓步；同时，左拳、臂、身体左侧与左腿绷成一条线；右手握拳放在右腰间不变，做动作的同时，继续吸气，随吸气延长，左拳越握紧，头部随臂腿动作变化，自然侧偏。（图3-37）

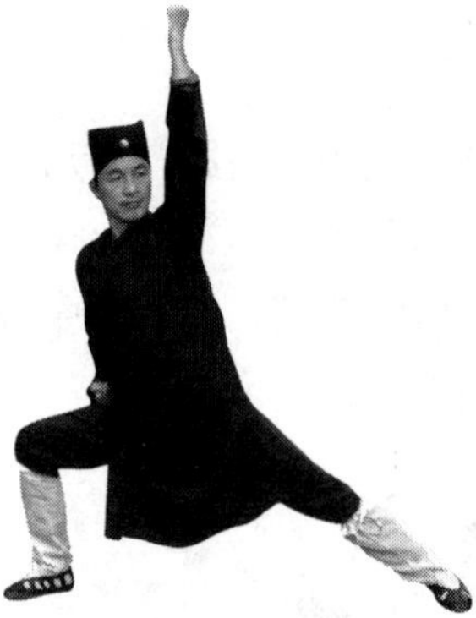

图 3-36

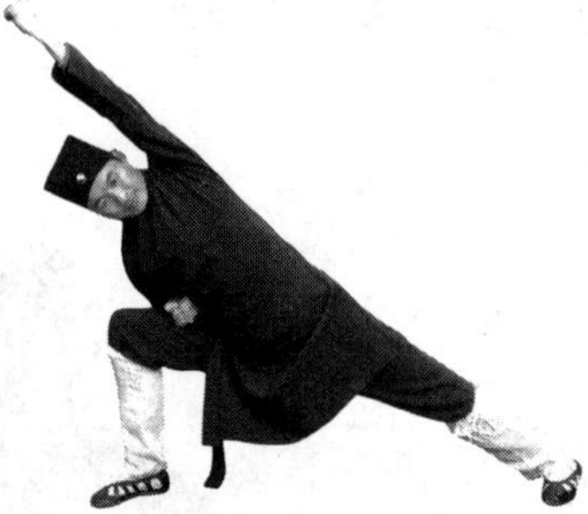

图 3-37

第三章 筋经八法动作名称及图解

11. 直拳捶地

【动作图解】

接上动不停。腰身右转，呼气放松，左拳虚握，屈臂下捶于右脚内侧；右手握拳放在右腰间不变，上身自然前俯，目视左拳。（图3-38）

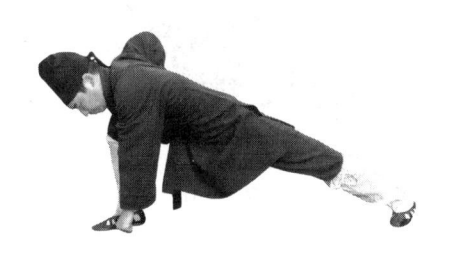

图 3-38

12. 仆地拧拳

【动作图解】

①接上动不停。左拳外旋同时用力握紧拳头，随之屈左前臂，左上臂夹肘，身体重心下移，上体左转，两腿由右弓步变为右仆步；目视左拳；同时，用鼻吸气。（图3-39）

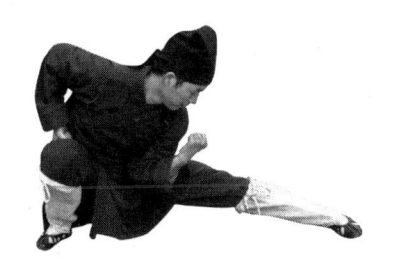

图 3-39

②接上动不停。右腿用力将身体向左前方撑起，蹬直，左腿由直变屈，逐渐呈左弓步；上体动作不变，左拳握紧拳

35

头，左前臂屈，左上臂夹肘；右手握拳放在右腰间不变；身体前移；上身自然前俯，目视左拳；同时，用鼻继续吸气。（图3-40）

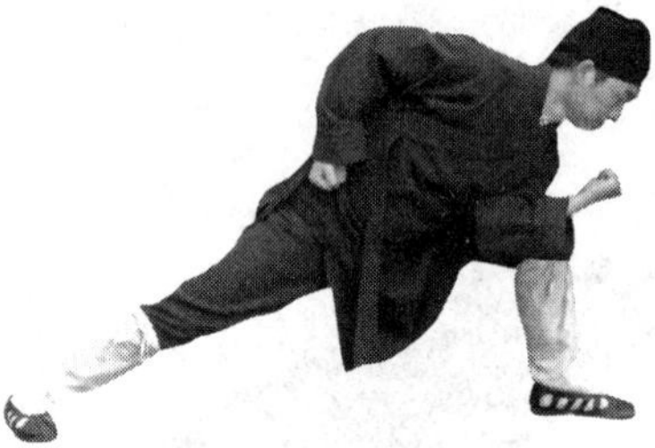

图 3-40

13. 弓步穿掌

【动作图解】

接上动不停。保持左弓步型不变，上身微起，呼气放松，左拳变掌，向正前方自然穿掌平伸，右手握拳放在右腰间，姿势不变；目视左掌。（图3-41）

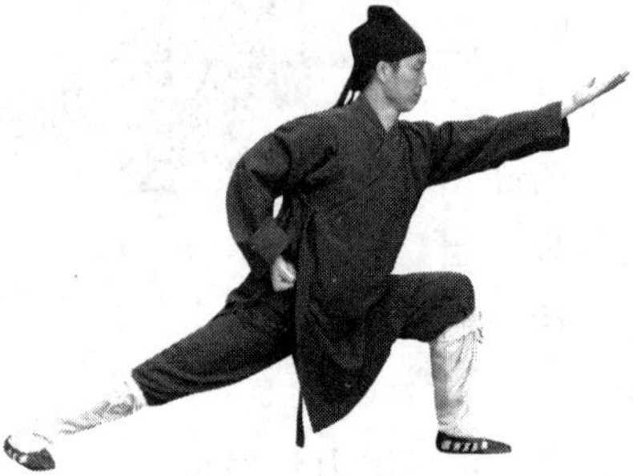

图 3-41

第三章 筋经八法动作名称及图解

以上动作"9.弓步穿掌到13.弓步穿掌"为左式,一般练习以重复3次为度。

14. 按掌平气

【动作图解】

①接上式动作。身体重心移至右腿,左腿向右腿内侧收回半步,身体直立;同时,左臂向上、向头顶上方抬起,掌心向上,同时配合吸气;然后屈左前臂,翻掌下按,自头顶上方下落至小腹前,掌心向下,同时配合呼气。(图3-42、图3-43)

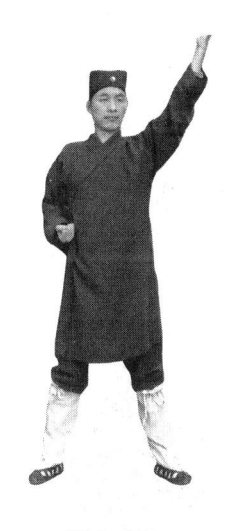

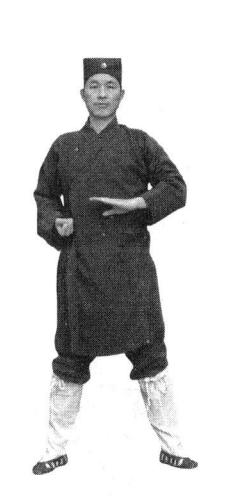

图3-42　　　　　　　　　图3-43

②接上动不停。右拳变掌,翻掌心向下,与左掌同时从小腹前自然放到身体两侧;然后用鼻子吸气,两臂自体侧慢慢上抬,两掌心向上,再慢慢合于头顶上方,两掌心相对,至此气吸满。(图3-44、图3-45)

37

武当养生筋经八法

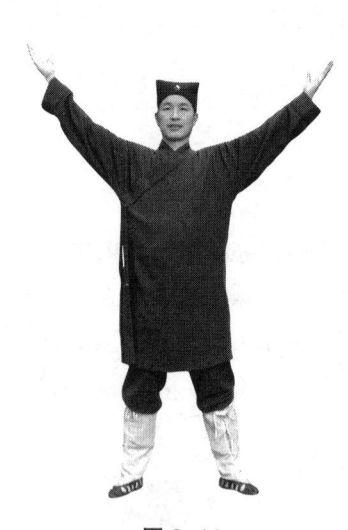

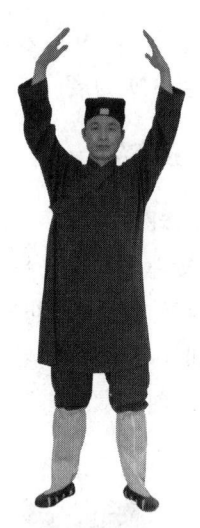

图 3-44　　　　　　图 3-45

③接上动不停。收左脚至右脚内侧，用鼻子呼气；同时，两掌翻掌下按，掌心向下。两掌慢慢下落至腹前，呼气结束。（图 3-46、图 3-47）

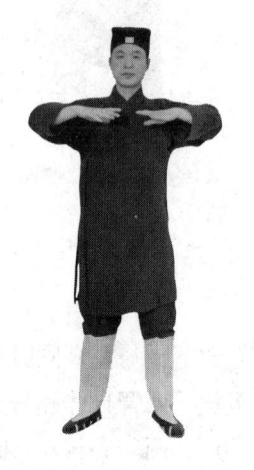

图 3-46　　　　　　图 3-47

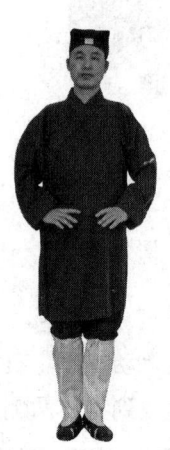

第三章　筋经八法动作名称及图解

④接上动不停。自然站立，两掌自然放于身体两侧。（图3-48）

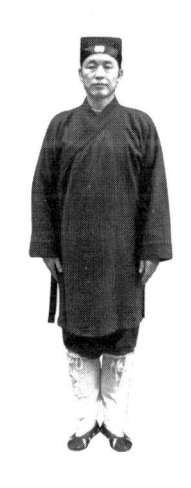

图3-48

如此动作①~④可只做1次；也可以重复3次。

【吐纳方法】

①并步握拳时，短促吸气挺胸，双拳握于腰间。

②弓步穿掌时，呼气稍长，伸臂穿掌放松。

③臂腿侧伸时，慢、长、细、匀吸气，双拳由轻到重用力握拳。随着吸气的加长，握拳力量越来越大。也随着我们呼吸的加长调整，呼吸会减缓，每次呼吸的时间会延长，也就是肺活量加大了，这个时候，暗劲越来越大，功力稳步提高。

④直拳捶地时，短促呼气。

⑤仆地拧拳时，慢、长、细、匀吸气，双拳由轻到重用力握拳。然后闭气。

⑥"按掌平气"是一组全身心调理动作。

武当养生筋经八法

动作和呼吸方法同"起势"中"捧气贯顶"。用鼻子吸气时，双臂自身侧慢慢上抬，双掌心向上，再慢慢合于头顶上方，双手掌心遥遥相对，至此气吸满；然后用鼻子呼气，同时翻双掌下按，掌心向下。双手慢慢下落，垂至体侧，呼气结束。如此重复3次。

但在运用意念过程中，"按掌平气"讲究吸气时可意想胸腔扩张，充满氧气；呼气时可意想一股气流从印堂（上丹田）沿体前任脉线下行，至膻中（中丹田），再下行至气海穴（下丹田）。肺活量强的练习者，如果呼气气息较长，可随呼气将意念继续下行至涌泉穴。

"捧气贯顶""按掌平气""周天行气"三种吐纳导引方法有异同，在第六章"常见问题解答"中有专门的解答。

【练习提示】

①整组动作要求身体尽力拉伸，动作幅度大。

②弓步、仆步动作要规范。

③在做这一式的时候，握拳特别注意要让小指握紧。

④根据身体素质而自主决定每组动作的习练次数，可多可少。

⑤通常情况，练习时每组动作都不低于3次。也可做9次或18次。作为养生健体要求，每组动作可做3次为度，也就是我们做左3次，右3次。作为功力训练，可以做9次或18次，还可不断加强。随着时间的推移，功力的加深，双手的暗力就不断地提升。

【易犯错误】

①整组动作拉伸不够，动作幅度小，起不到抻筋拔骨的应有效果。

②做弓步时，前弓腿过高；做仆步时，支撑腿不能全脚掌

第三章 筋经八法动作名称及图解

落地。

③不习惯在呼气时,动作放松;在吸气时,双拳用力,而且是稳步加力。

④整组动作是一组"快呼—慢吸—快呼—慢吸—闭气—快呼"的呼吸法,呼吸的节律把握不好,感到呼吸不协调。

【纠正方法】

①多做弓步压腿,仆步压腿、压肩等预备活动,动作幅度逐步加大。

②自然站立时,配合吸气,双拳同时加力握紧;或交替练习单拳加力握紧。然后放松,自然呼气。

③练习开合动作时,要有意识地配合呼吸节奏。动作练习速度可自行调整,并随着动作速度调整呼吸速度。

【养生功效】

①对腿部、腰部筋脉有拉伸作用;对腰腿痛、肩背痛等能起到一定调节或缓解作用。

②增长内劲,调节呼吸,促进内脏有氧代谢,对腰、腿部酸痛麻木及屈伸不利等有较好的辅助疗效。

第二式 樵夫担柴

【歌诀】

双手握拳提腰间; 撤步转身臂夹连;
樵夫担柴展双臂; 吸气用力贵活肩。

1. 并步握拳

【动作图解】

同"第一式 朝拜太和"中1.并步握拳(图3-49~图3-51)

武当养生筋经八法

图 3-49　　　　图 3-50　　　　图 3-51

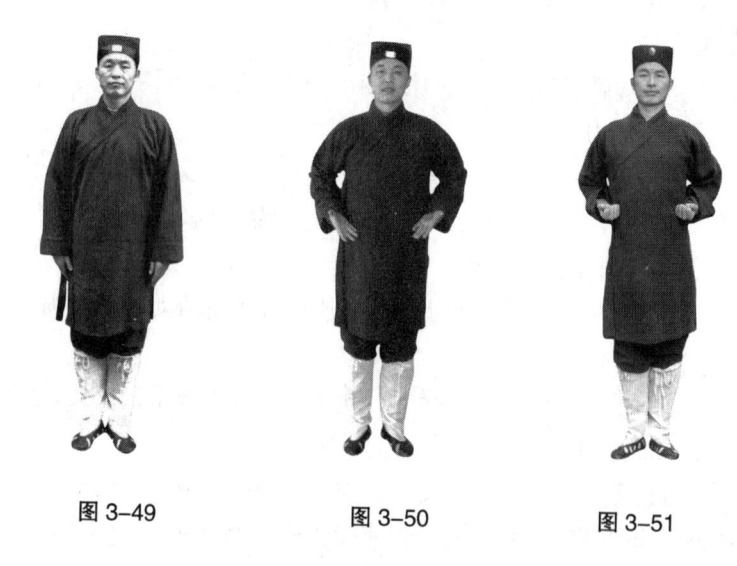

2. 弓步捆臂

【动作图解】

①接上动不停。身体右转90°，闭气；同时，左脚向左后方撤退一大步，左腿绷直，右腿屈膝，右大腿与地面平行，呈右弓步；两拳握紧，置于两腰侧；然后呼气，自然放松两臂、拳；随后短促吸气，将两拳再度握紧，置于两腰侧；挺胸、直腰，目视前方。（图3-52）

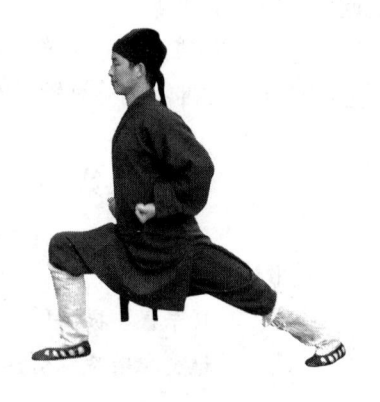

图 3-52

②接上动不停。继续吸气，两拳随动作变化逐步加力握紧；同时，两拳从腰间沿带脉，向肚脐推进，至两拳相碰时，

42

第三章 筋经八法动作名称及图解

两拳轮相接触，并行上举；两拳上举至面部时，两前臂夹紧，两前臂内侧相接触；此时，圆背夹胸，右弓步步型保持不变。（图3-53）

③接上动不停。继续吸气，两拳随动作变化再度加力握紧；同时，两拳轮相接触，继续并行上举；当两臂完全伸直时，微闭气，两臂上举动作停止；此时，直腰挺胸，右弓步步型保持不变。（图3-54）

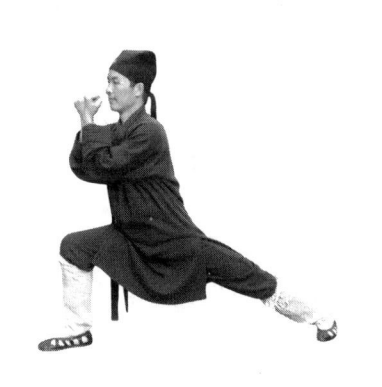

图3-53

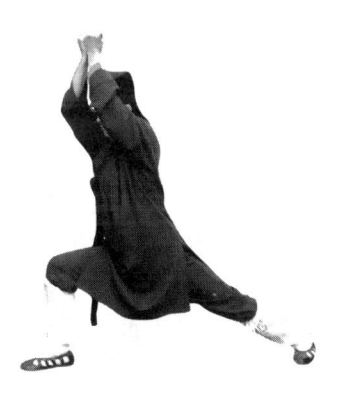

图3-54

3. 平展双臂

【动作图解】

接上动不停。两拳变掌，两臂自然向身体两侧分开，至体侧平举；同时，用鼻孔缓缓呼气；此时，直腰挺胸，右弓步步型保持不变。（图3-55）

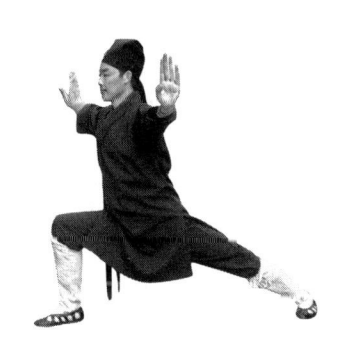

图3-55

43

以上动作"2.弓步捆臂到3.平展双臂"为右式，一般练习以重复3次为度。

如果身体素质较差，可以加做一组"按掌平气"的动作。

按掌平气

①接上动不停。身体重心移至左腿，右腿向左腿内侧收回半步，身体直立；配合用鼻子吸气，同时两臂向上、向头顶上方抬起，两掌心向上，再慢慢合于头顶上方，双手掌心遥遥相对，至此气吸满；然后两前臂弯曲，翻掌下按，自头顶上方下落至小腹前，掌心向下，同时配合呼气。（图3-56、图3-57）

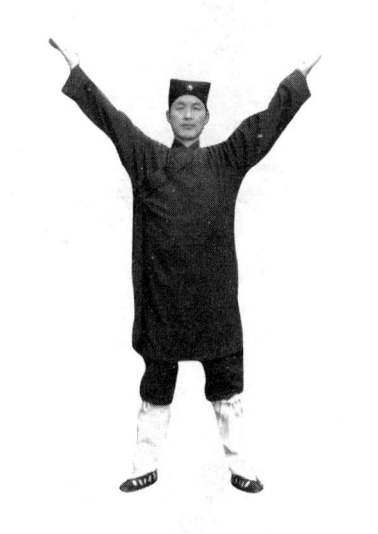

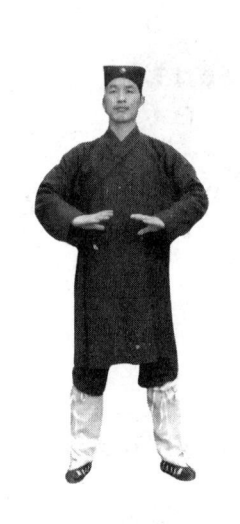

图3-56　　　　　　　　图3-57

②接上动不停。两掌向外翻，使两掌心向前，四指向下，拇指向外；然后吸气，同时两掌向体前托起，至与胸高时，转腕，两掌内翻，两掌心向下，两虎口相对；至此气吸满；下身姿势不变，自然站立，目光平视。（图3-58、图3-59）

第三章　筋经八法动作名称及图解

③接上动不停。收左脚至右脚内侧，自然站立，用鼻子呼气；同时，两掌下按，慢慢下落至腹前，呼气结束。（图3-60）

④接上动不停。自然站立，两掌自然放于身体两侧。（图3-61）

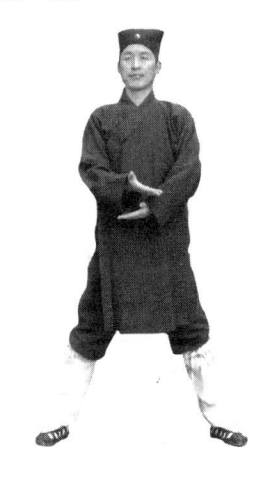

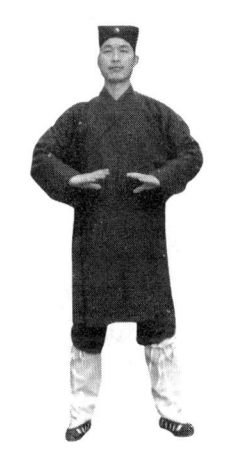

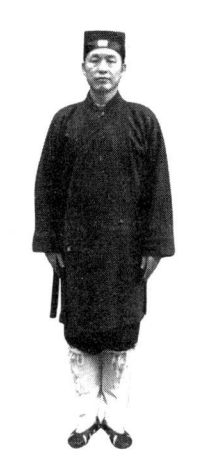

图 3-58　　　　　　　　图 3-59

图 3-60　　　　　　　　图 3-61

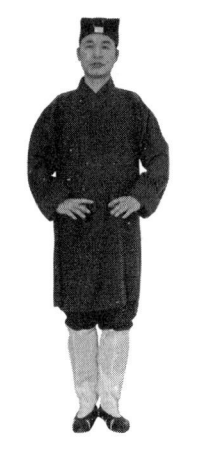

4. 并步握拳

【动作图解】

接上动不停。吸气上提于胸中，胸上挺，腹收紧，同时双手掌外旋，两前臂后屈，双掌变握拳（快速），收于腰间。（图3-62、图3-63）

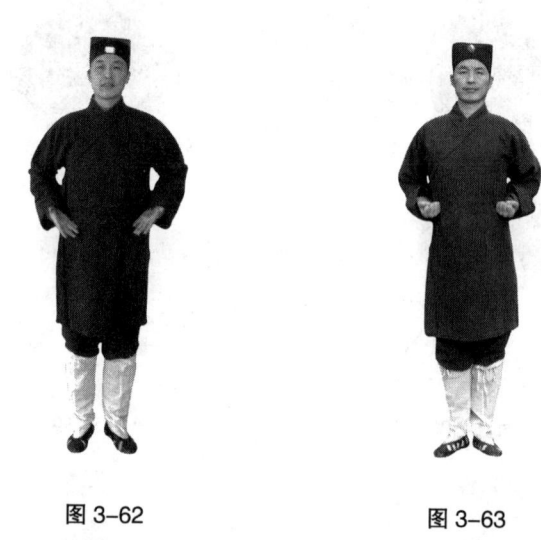

图3-62　　　　　　　　图3-63

5. 弓步捆臂

【动作图解】

①接上动不停。身体左转90°，闭气，同时右脚向右后方撤退一大步，右腿绷直，左腿屈膝，左大腿与地面平行，呈左弓步；两拳握紧，置于两腰侧；然后呼气，自然放松两臂、拳；随后短促吸气，将两拳再度握紧，置于两腰侧；挺胸、直腰，目视前方。（图3-64）

第三章 筋经八法动作名称及图解

②接上动不停。继续吸气,两拳随动作变化逐步加力握紧;同时,两拳从腰间沿带脉,向肚脐推进,至两拳相碰时,两拳轮相接触,并行上举;两拳上举至面部时,两前臂夹紧,两前臂内侧相接触;此时,圆背夹胸,左弓步步型保持不变。(图 3-65)

③接上动不停。继续吸气,两拳随动作变化再度加力握紧;同时,两拳轮相接触,继续并行上举;当两臂完全伸直时,微闭气,两臂上举动作停止;此时,直腰挺胸,左弓步步型保持不变。(图 3-66)

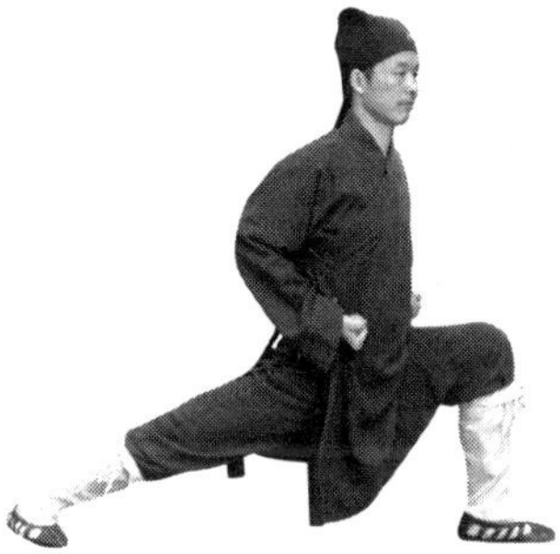

图 3-64 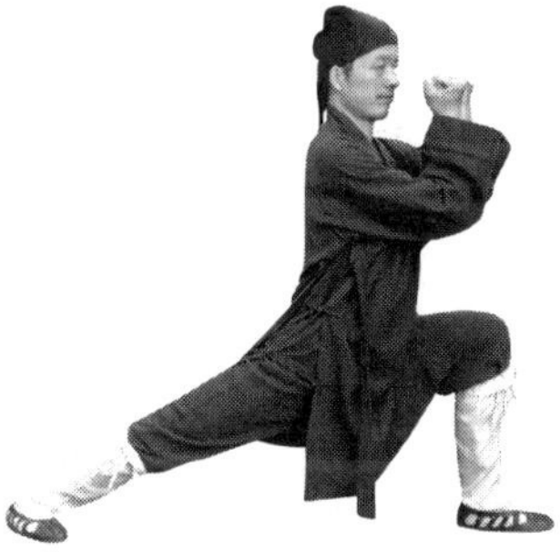　　　　　　　　　图 3-65

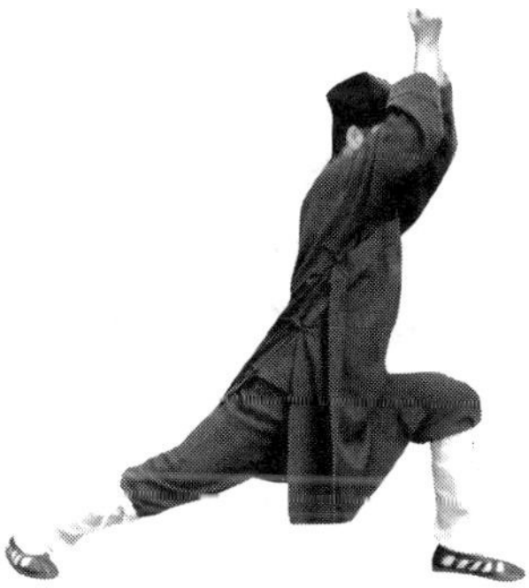

图 3-66

6. 平展双臂

【动作图解】

接上动不停。两拳变掌，两臂自然向身体两侧分开，至侧平举；同时，用鼻孔缓缓呼气；此时，直腰挺胸，右弓步步型保持不变。（图3-67）

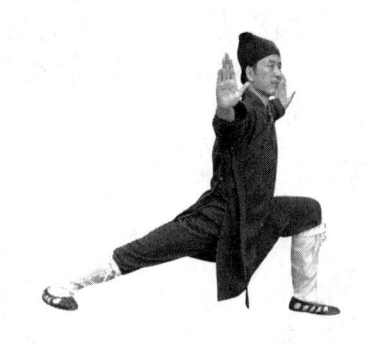

图3-67

以上动作"5.弓步捆臂到6.平展双臂"为右式，一般练习以重复3次为度。

7. 按掌平气

【动作图解】

①接上动不停。身体重心移至右腿，左腿向右腿内侧收回半步，身体直立；配合用鼻子吸气，同时两臂向上、向头顶上方抬起，两掌心向上，再慢慢合于头顶上方，双手掌心遥遥相对，至此气吸满；然后两前臂弯曲，翻掌下按，自头顶上方下落至小腹前，掌心向下，同时配合呼气。（图3-68、图3-69）

②接上动不停。两掌向外翻，使两掌心向前，四指向下，拇指向外；然后吸气，同时两掌向体前托起，至与胸高时，转

第三章 筋经八法动作名称及图解

腕，两掌内翻，两掌心向下，两虎口相对；至此气吸满；下身姿势不变，自然站立，目光平视。（图 3-70、图 3-71）

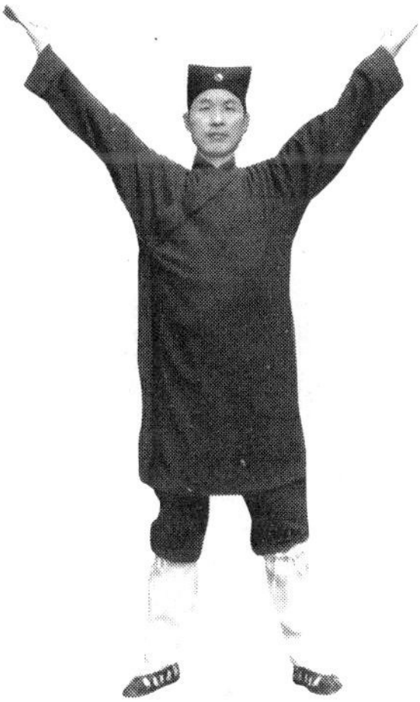

图 3-68

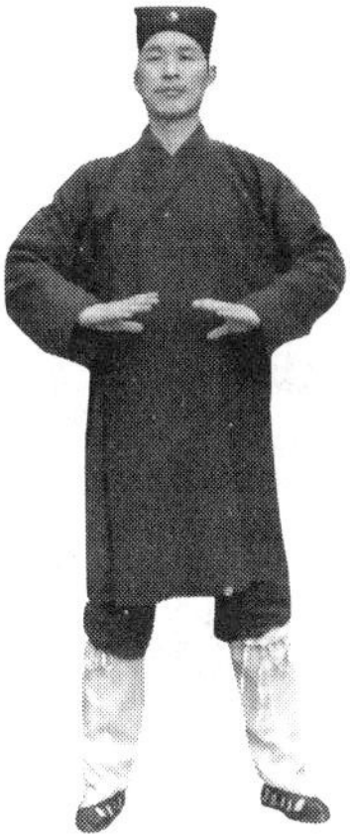

图 3-69

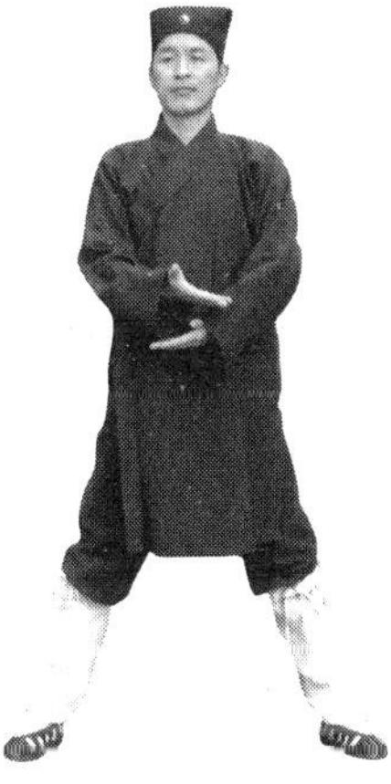

图 3-70

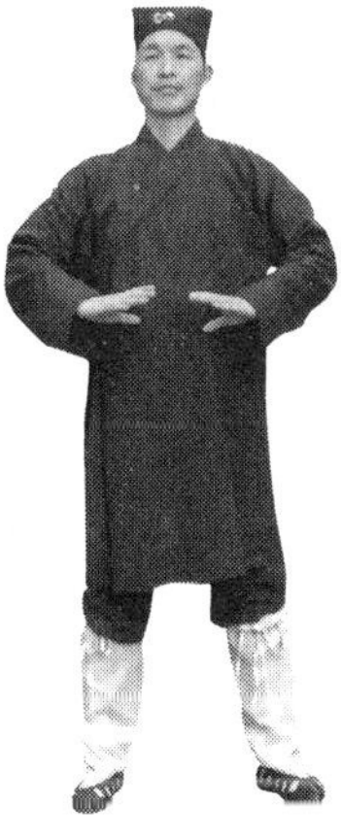

图 3-71

49

武当养生筋经八法

③接上动不停。收左脚至右脚内侧,自然站立,用鼻子呼气;同时,两掌下按,慢慢下落至腹前,呼气结束。(图3-72)

④接上动不停。自然站立,两掌自然放于身体两侧。(图3-73)

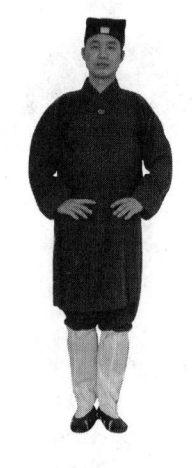

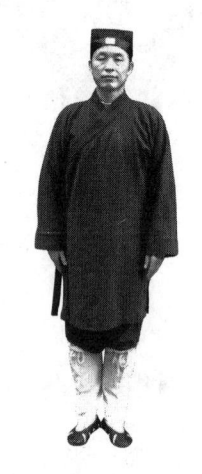

图 3-72　　　　　图 3-73

如此可以将上述①到④重复3次。

【吐纳方法】

①并步握拳时,短促吸气挺胸,双拳握于腰间。

②弓步捆臂时,两前臂内侧并拢夹紧,两拳轮紧贴,双拳用力时,吸气。在运功的过程中,肩背夹紧,用力上引前臂,用鼻吸气,而且要求细、长、慢、匀,待气吸满后,双臂伸直向上。

③平展双臂时,随两臂向两侧平分,同时鼻孔徐徐呼气。

④"按掌平气"是一组全身心调理动作。同第一式"朝拜太和"中的吐纳方法。

第三章 筋经八法动作名称及图解

【练习提示】

①要求两前臂内侧并拢夹紧,两手握拳,拳轮紧贴,然后肩背夹紧,用全力上引前臂,尽力拉伸,动作幅度宜大。

②整组动作要随呼吸的节奏快慢来调整动作的速度。一般来说,动作用力时吸气缓、长、绵;呼气相对快而短。

③根据身体素质而自主决定每组动作的习练次数,可多可少。

④通常情况,练习时每组动作都不低于3次。也可做9次或18次。作为养生健体要求,每组动作可做3次为度,也就是我们做左3次,右3次。作为功力训练,可以做9次,18次,还可不断加强。随着时间的推移,功力的加深,手的暗力就不断的提升。

【易犯错误】

①在吸气运功时,两前臂内侧不能做到并拢夹紧,肩部关节得不到应有的拉伸锻炼。

② 肺活量不够,呼吸吐纳方法掌握不好。特别是双臂向上拉伸同时伴有吸气时,常常由于方法不当,动作不到位,显得软弱无力。

【纠正方法】

①多做压肩、转肩预备运动,使肩关节松活有力。

②直立时,多做单式捆臂吸气训练。要求动作准确、规范。条件允许的,可以不断请教练进行纠正。

【养生功效】

①做到含胸拔背,肩背撑圆,增强肺活量,提升心肺功能。

②对肩周炎患者,有非常好的辅助功效。

第三式 童子穿袜

【歌诀】

　　　　双手握拳提腰间；开步呼气双掌按；

　　　　童子穿袜舒双臂；一动三吸走连环。

1. 并步握拳

【动作图解】

同第一式朝拜太和中的 1.并步握拳动作分解。（图 3-74~图 3-76）

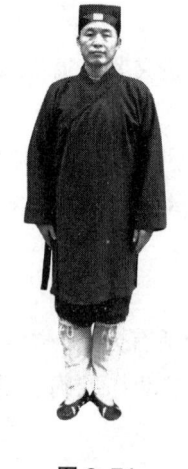

图 3-74

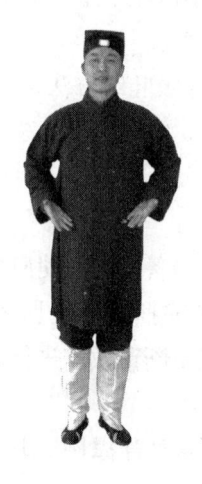

图 3-75

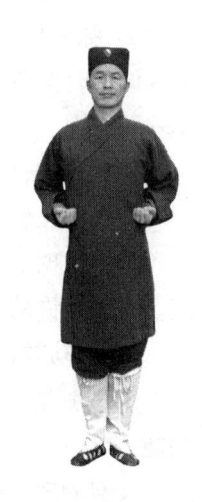

图 3-76

第三章 筋经八法动作名称及图解

2. 按掌调息

【动作图解】

①接上动不停。两拳变掌,同时自腰间向小腹部位(下丹田)翻掌下按,掌心向下(图3-77);然后两脚分开,两臂向身体两侧平举,掌心向上。(图3-78)

②接上动不停。双手继续向上举至头顶上部;然后,徐徐翻掌下按。(图3-79)

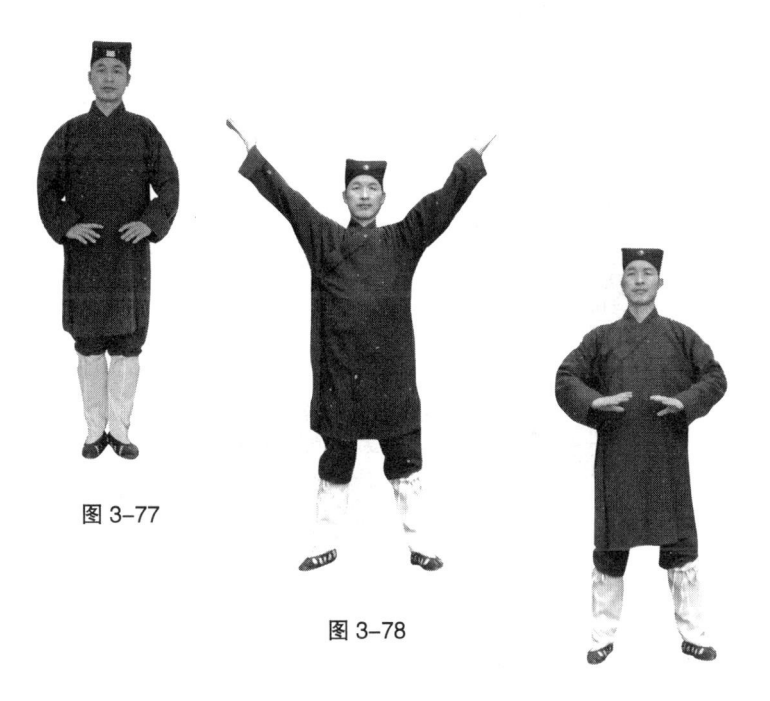

图 3-77

图 3-78

图 3-79

如此可以根据自身状况,重复呼吸3次。

3. 童子穿袜（右式）

【动作图解】

①接上动不停。身体右转，然后两臂向身体两侧平举，举至头顶上部时，两掌心相对；身体重心前移至右腿，右腿直立，随之左脚跟跷起，前脚掌支撑于地面。（图3-80）

②接上动不停。两掌在头顶上方随两前臂向内屈变化为两掌背相贴，掌心向外；然后两掌下插至腰腹部时，左脚后撤半步，呈右弓步步型；身体继续前倾，两掌下插至右脚尖前。（图3-81）

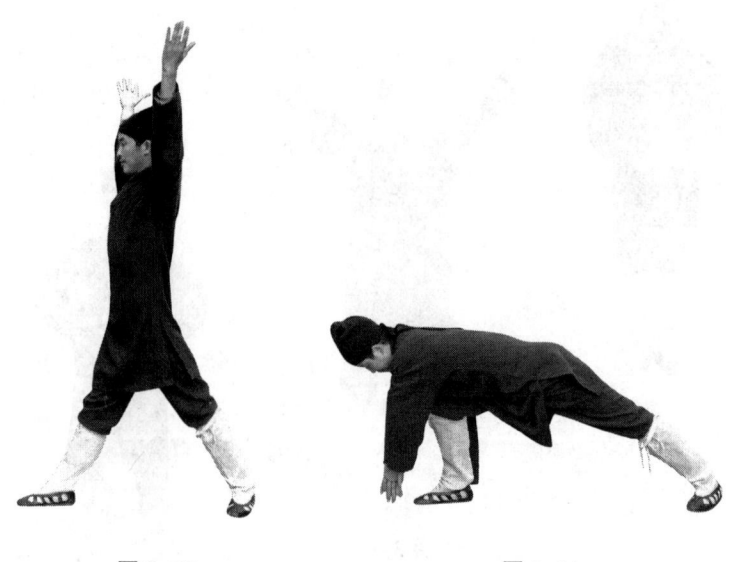

图3-80　　　　　　　　图3-81

③接上动不停。上体姿势保持不变，两掌同时外旋、拧抓变为握拳；身体上身微抬，同时两拳紧握随前臂屈回而上提，如提袜状。（图3-82）

第三章 筋经八法动作名称及图解

④接上动不停。身体重心后坐于左腿上，同时两拳随前臂屈而向腰中回拉，变拳心向上，如提拉裤子状，上体保持直立。（图3-83）

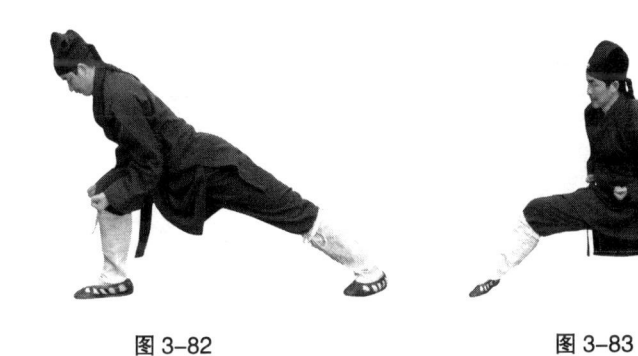

图3-82　　　　　　　　　图3-83

⑤接上动不停。两拳紧握向身体两侧平举，同时后（左）腿逐渐蹬直，身体重心向前移；两臂伸直时，两拳在头顶两侧拳背相对；同时，身体随吸气上浮。（图3-84）

⑥接上动不停。身体重心前移到右腿，左腿逐渐蹬直，两拳变掌，掌背相对，两掌向外；同时，身体继续随吸气上浮，左脚跟离地跐起，前脚掌支撑于地面。（图3-85）

⑦接上动不停。保持身体整体姿势不变，两掌同时在头顶内旋，掌心相对，两臂伸直。（图3-86）

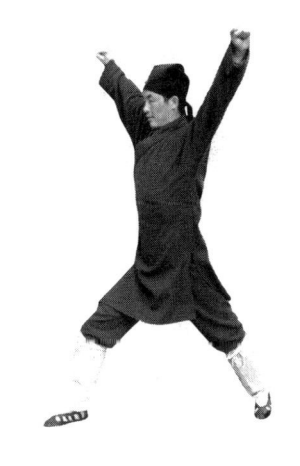

图3-84

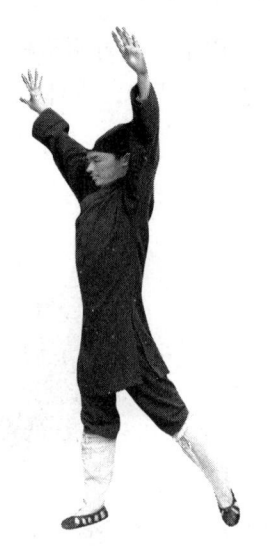

图 3-85　　　　　　　　图 3-86

以上动作分解"①—⑦"为右式，一般练习以重复3次为度。

4. 按掌平气

【动作图解】

①接上动不停。身体左转，上体姿势不变，重心移至两腿之间，左腿向右腿内侧收回半步，两腿开立。（图 3-87）

②接上动不停。两掌外旋，掌心向上，再慢慢合于头顶上方，双手掌心遥遥相对；然后两前臂弯曲，翻掌下按，自头顶上方下落至小腹前，掌心向

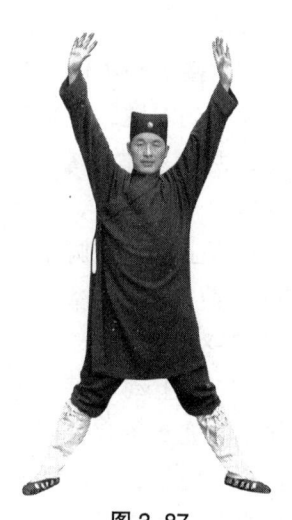

图 3-87

第三章 筋经八法动作名称及图解

下，同时配合呼气。（图3-88、图3-89）

②接上动不停。两掌向外翻，使两掌心向前，四指向下，拇指向外；然后吸气，同时两掌向体前托起，至与胸高时，转腕，两掌内翻，两掌心向下，两虎口相对；至此气吸满；下身姿势不变，自然站立，目光平视。（图3-90、图3-91）

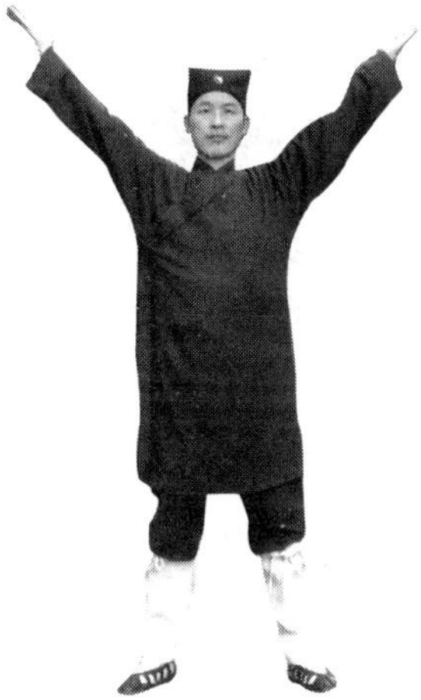

图 3-88

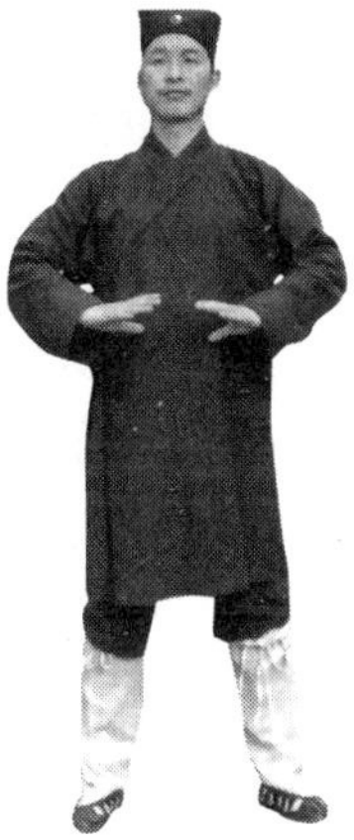

图 3-89

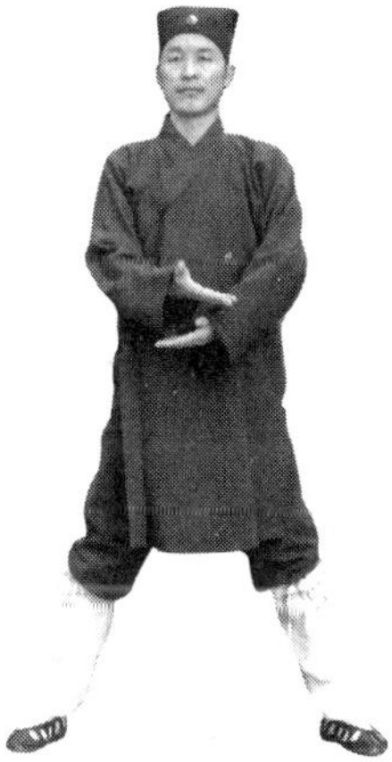

图 3-90

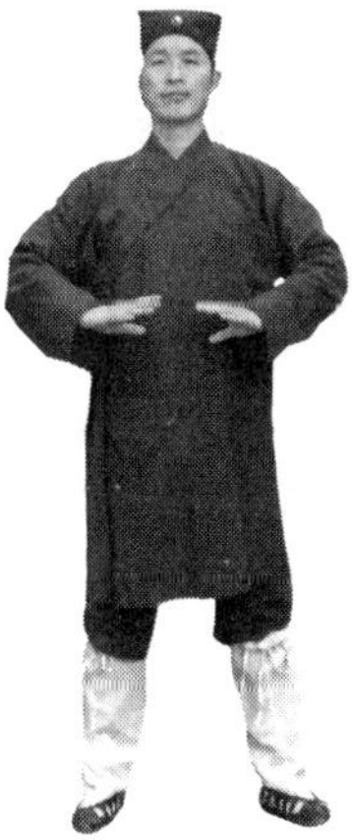

图 3-91

57

③接上动不停。左脚收至右脚内侧，自然站立，用鼻子呼气；同时，两掌下按，慢慢下落至腹前，呼气结束。（图3-92）

④接上动不停。自然站立，两掌自然放于身体两侧。（图3-93）

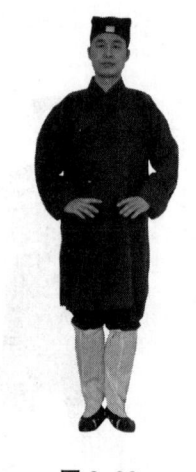

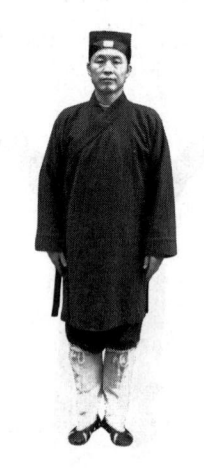

图 3-92　　　　　　　　图 3-93

5. 童子穿袜（左式）

【动作图解】

①接上式动作。两手掌外旋，两前臂后屈，使两掌置于两腰侧（图3-94）；身体左转，然后两臂向身体两侧平举，举至头顶上部时，两掌心相对；身体重心前移至左腿，左腿直立，随之右脚跟跐起，前脚掌支撑于地面。（图3-95）

②接上动不停。两掌在头顶上方随两前臂向内屈变化为两掌背相贴，掌心向外；然后，两掌下插至腰腹部，右腿后撤半步，呈左弓步步型；身体继续前倾，两掌下插至左脚尖前。（图3-96）

第三章 筋经八法动作名称及图解

③接上动不停。上体姿势保持不变，两掌同时外旋、拧抓握拳；身体上身微抬，同时两拳紧握随前臂屈肘上提，如提袜状。（图3-97）

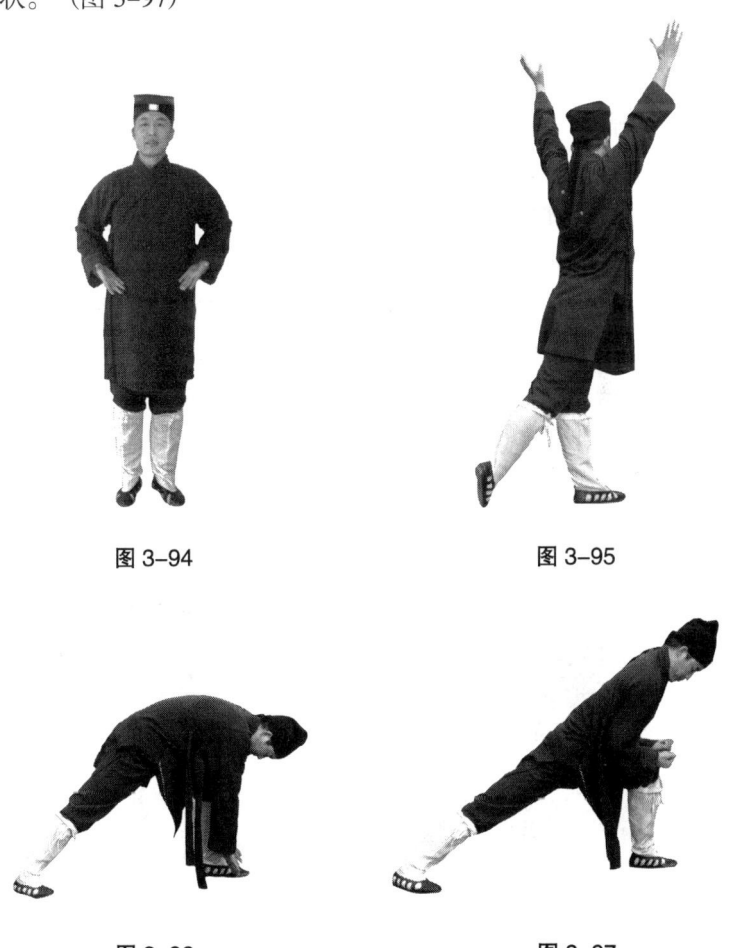

图 3-94　　　　　　　　图 3-95

图 3-96　　　　　　　　图 3-97

④接上动不停。身体重心后坐于右腿上，同时两拳随前臂屈肘向腰中回拉，变拳心向上，如提拉裤子状，上体保持直

59

武当养生筋经八法

立。（图3-98）

⑤接上动不停。两拳紧握同时向身体两侧平举，同时后（右）腿逐渐蹬直，身体重心向前移。两臂伸直时，两拳在头顶两侧拳背相对；同时，身体随吸气上浮。（图3-99）

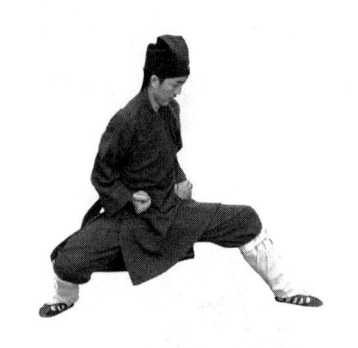

图3-98

⑥接上动不停。身体重心前移到左腿，右腿逐渐蹬直，两拳变掌，掌背相对，两掌向外，同时身体继续随吸气上浮，右脚跟离地跷起，前脚掌支撑于地面；然后两掌同时在头顶内旋，掌心相对，两臂伸直。（图3-100）

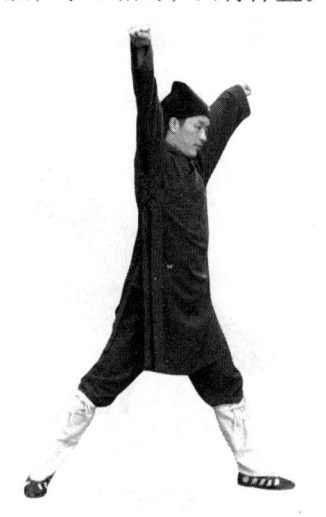

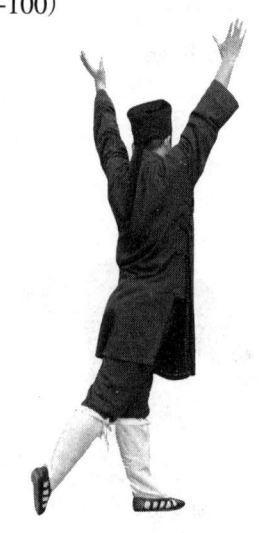

图3-99　　　　　　　　图3-100

以上动作一般练习以重复3次为度。

第三章　筋经八法动作名称及图解

6. 按掌平气

【动作图解】

①接上动不停。身体右转，上体姿势不变，重心移至两腿之间，右脚向左脚内侧收回半步，两腿开立。（图 3-101）

②接上动不停。两掌外旋，掌心向上，再慢慢合于头顶上方，双手掌心遥遥相对；然后两前臂弯曲，翻掌下按，自头顶上方下落至小腹前，掌心向下，同时配合呼气。（图 3-102、图 3-103）

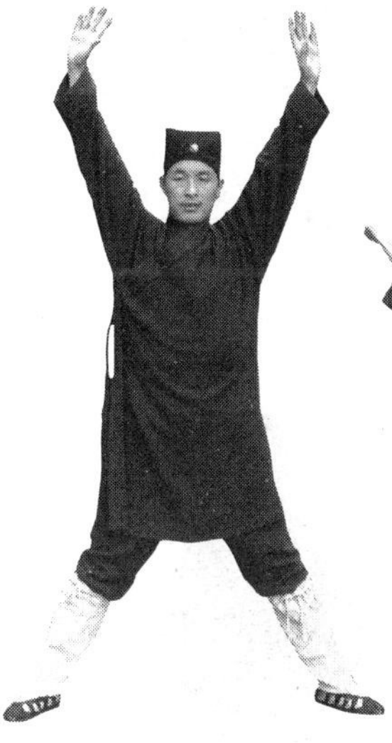

图 3-101

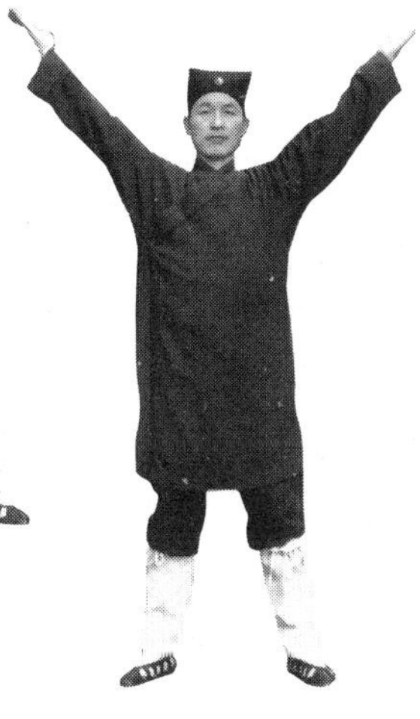

图 3-102

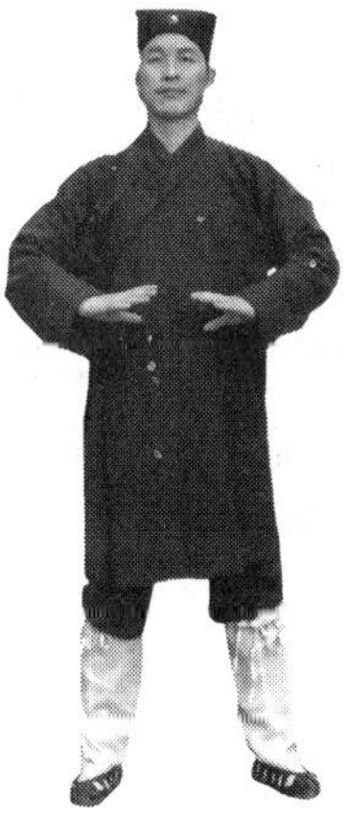

图 3-103

武当养生筋经八法

②接上动不停。两掌向外翻，使两掌心向前，四指向下，拇指向外；然后吸气，同时两掌向体前托起，至与胸高时，转腕，两掌内翻，两掌心向下，两虎口相对；至此气吸满；下身姿势不变，自然站立，目光平视。（图3-104、图3-105）

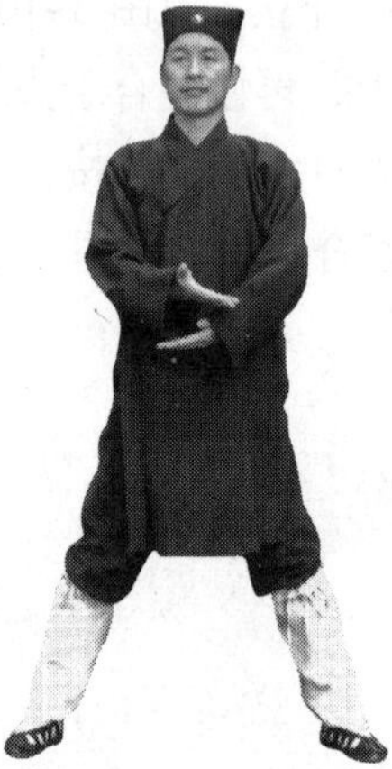

图3-104

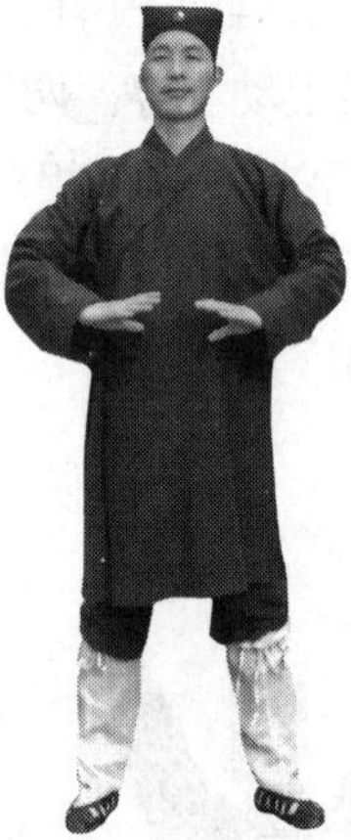

图3-105

③接上动不停。收左脚至右脚内侧，自然站立，用鼻子呼气；同时两掌下按，慢慢下落至腹前，呼气结束。（图3-106）

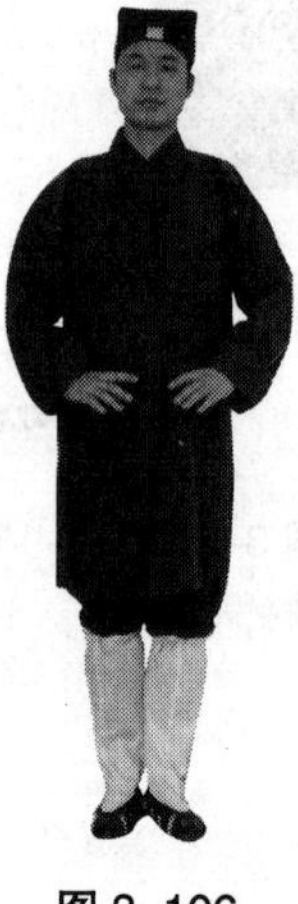

图3-106

第三章 筋经八法动作名称及图解

④接上动不停。自然站立，两掌自然放于身体两侧。（图3-107）

上述动作可以根据自身状况，重复调节呼吸3次。

【吐纳方法】

①"童子穿袜"顾名思义相当于我们生活中穿袜子的样子，把袜子套起来捏紧，往上提，就像穿袜子一样再提，再像提连衣裤一样再提。整组动作就是这样象形取义来的，它的特色在于这一组长吸气分3次短吸气完成，另外一个长呼气，完成整此组动作。

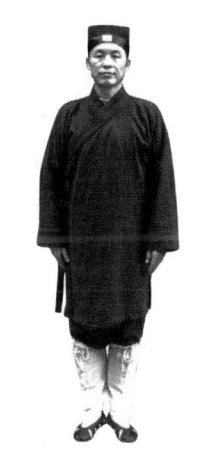

图 3-107

这是一组"间歇式一吸长呼"即"三短吸一呼气"的呼吸吐纳方法。通常情况下，吸气时双拳逐步加力握紧。第一次短促吸气时，双拳加力握紧；动作不间断，第二次短促吸气时，双拳再加力握紧；动作不间断，第三次短促吸气时，双拳用全力握紧；然后两掌下插时，一个长呼，呼气速度相对加快。

三个短促吸气时，每一次练习者逐步加大力气，劲要贯在手上，这是动作要领的关键。然后放松。第一次短促吸气后不许呼气，可以闭气；第二次短促吸气时，拉起来逐步加紧；第三次短促吸气时，两拳以最大的力量握紧，然后放松呼气。

②"按掌平气"是一组全身心调理动作。同第一式"朝拜太和"中的吐纳方法的要领及方法。

【练习提示】

①"童子穿袜" 右式与左式动作、呼吸方法相同，仅仅

身体转向和身体重心的变化。

习练次数可多可少，随身体素质而自主决定。一般个人训练，以一个呼吸为1次，3次为度。

②分次吸气时，一定要双拳逐步加力握紧，实胸收腹。

③完成动作时要注意身体重心的变化。

【易犯错误】

①呼吸方法不当。初期练习时，做不到边完成动作边配合"三吸一呼"。一般做到"二吸"时，气已经吸满，并且吸气时加力不协调。

②做"童子穿袜"吸气配套动作时，一般练习者肺活量不够，个别人可能会出现短气现象。动作做不到位。吸气到位，加力握拳到位，造成吸气不够充足。

【纠正方法】

①单式操练"三吸一呼"吐纳法。

训练时，先不加任何力，自然呼吸的方式，先吸一口气，微闭（一秒钟即可）；再吸一口气，微闭；第三次吸一口气，微闭，随即一次自然呼气。

训练适应之后，逐步吸气时加力，分3次吸气。吸气时，尽量做到短促有力。

掌握上述呼吸方法后，配合整组动作练习。

②如果我们的肺活量不够，可以把这个动作加快一点做，呼吸时间放短一点，但是力量还是要加上去的，必须要有力量，拳要握紧。随着功力的提升，或者说肺活量的加大，要配合呼吸逐步放慢速度，用尽力气把它拉起来，然后一个长呼气呼完。

③整组动作舒展。

【养生功效】

①培根固本，伸筋理气，具有强腿益筋之功用。

第三章 筋经八法动作名称及图解

②用力三吸，引导内气运行，可提高心、肺功能，增大肺活量。

③吸气收腹，对消化器官进行体内按摩，增强脾胃的运化功能。促进胃肠蠕动，利于消化吸收。

④对内家拳中的基本步型——半马步是一个极好的训练，提高我们内家拳的动作水准。

第四式 仙鹤欲飞

【歌诀】

双手握拳提腰间；转体吸气把臂展；

仙鹤欲飞先叠身；原地膝旋双足碾。

1. 并步抱拳

【动作图解】

同第一式朝拜太和中的并步握拳动作。(图 3-108、图 3-109)

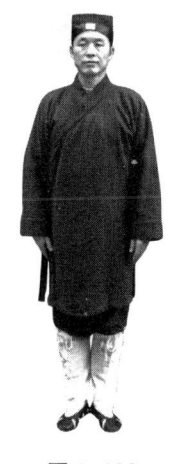

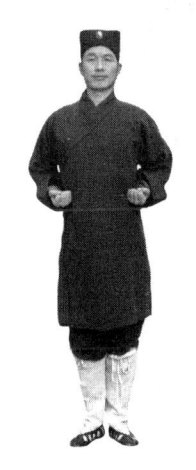

图 3-108　　　　　　　　　图 3-109

2. 按掌调息

【动作图解】

①接上动不停。两拳变掌，自腰间向小腹部位（下丹田）翻掌下按，掌心向下（图 3-110）；然后，两臂向身体两侧平举，掌心向上。（图 3-111）

②接上动不停。继续向上举至头顶上方；然后，徐徐翻掌下按。（图 3-112）

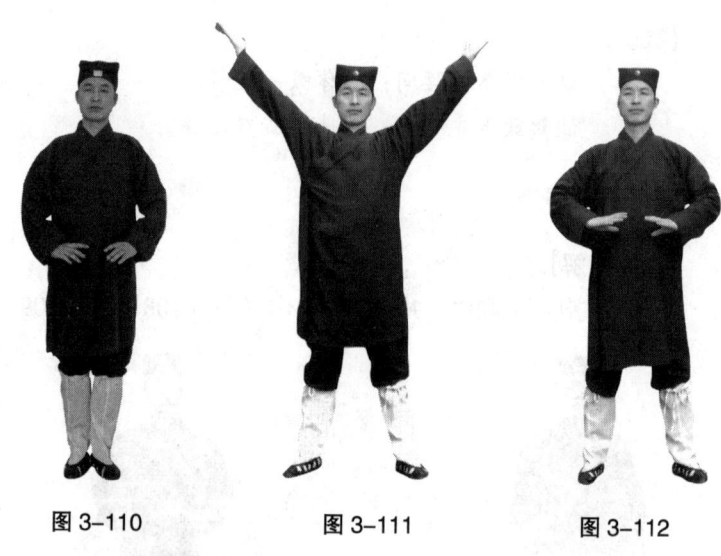

图 3-110　　　　图 3-111　　　　图 3-112

如此重复可以调息呼吸 3 次。

3. 仙鹤亮翅（右式）

【动作图解】

①接上动不停。两臂自体侧慢慢上抬，侧上举，掌心向上。（图 3-113）

第三章 筋经八法动作名称及图解

②接上动不停。上体姿势不变,身体慢慢向右后转,两手掌心遥遥相对,至此气吸满。(图 3-114)

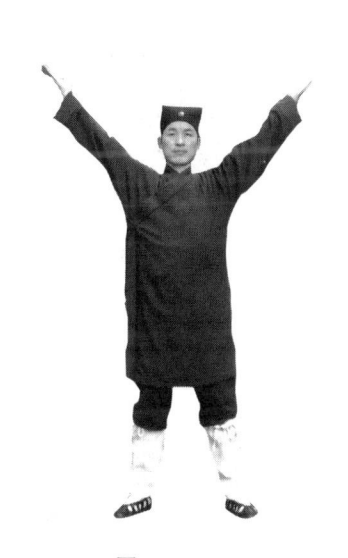

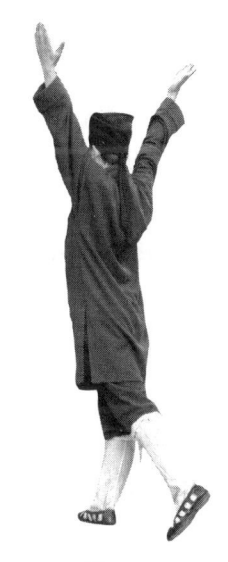

图 3-113　　　　　　　　图 3-114

4. 仙鹤归巢

【动作图解】

接上动不停。两掌变拳,自上而下,同时落至脚前;上体同时向下弯曲,身体随之下坐,呈歇步步型。(图 3-115、图3-115 附图)

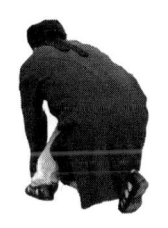

图 3-115　　　　　　　　图 3-115 附图

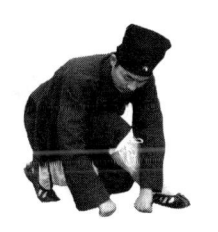

5. 仙鹤觅食

【动作图解】

接上动不停。继续握紧拳，屈前臂，两拳提到胸前；不起身，重心不要起伏变化；两腿以两前脚掌为轴，先向左旋转，原地蹲转一圈。（图 3-116）

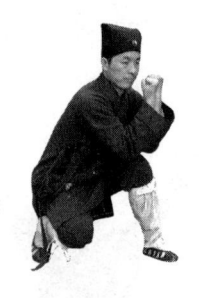

图 3-116

6. 一气冲天

【动作图解】

接上动不停。继续握紧双拳，劲儿不丢；然后起身，上体继续向左后旋转，目视后方；同时，两拳向身体前后方向伸拉开，两腿略成左弓步，右拳与左腿同一方向，左右拳在一条直线上。（图 3-117）

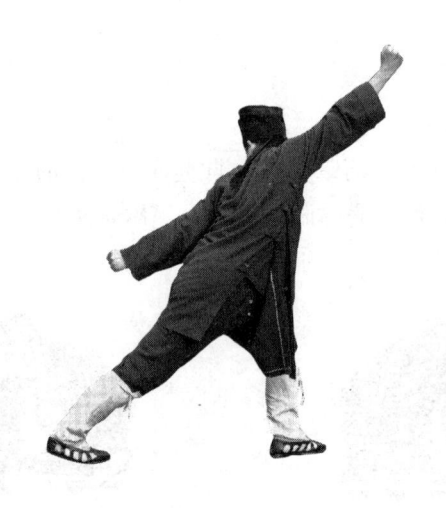

图 3-117

第三章 筋经八法动作名称及图解

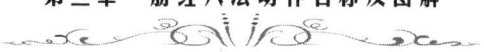

7. 仙鹤亮翅（左式）

【动作图解】

接上动不停。两拳变掌，两臂侧上举，向自体侧慢慢向头顶上方抬起，两手掌心相对；同时，重心前移到左腿，左腿直立，右腿伸直的同时右脚跟跷起，右前脚掌点地。（图 3-118）

8. 仙鹤归巢

【动作图解】

接上动不停。两掌变拳，自上而下，同时落至左脚前；上体同时向下弯曲，身体随之下坐，呈歇步步型。（图 3-119、图 3-119 附图）

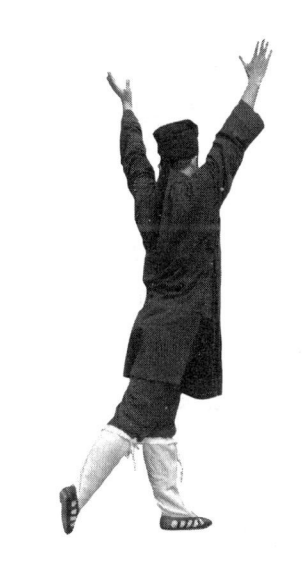

图 3-118

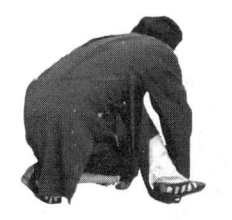

图 3-119　　图 3-119 附图

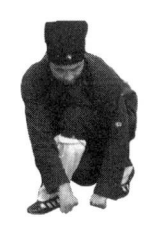

9. 仙鹤觅食

【动作图解】

接上动不停。继续握紧拳，屈前臂，两拳提到胸前；不起身，重心不要起伏变化；两脚以两前脚掌为轴，先向右旋转，原地蹲转一圈。（图3-120）

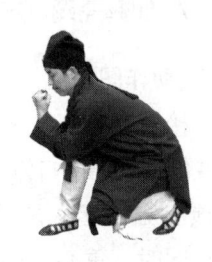

图 3-120

10. 一气冲天

【动作图解】

接上动不停。继续握紧双拳，劲儿不丢；然后起身，上体继续向右后旋转，目视后方；同时，两拳向身体前后方向伸拉开，两腿略成右弓步，左拳与右腿同一方向，左右拳在一条直线上。（图3-121）

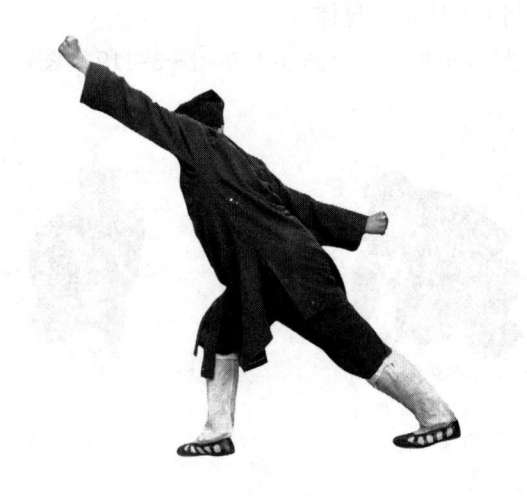

图 3-121

第三章 筋经八法动作名称及图解

以上动作 3 到 10 左右式为一组。通常情况，做 3 组。根据自身情况，多做不限。

11. 按掌平气

【动作图解】

①接上动不停。身体重心移至左腿，右腿向左腿内侧收回半步，身体直立；配合用鼻子吸气，同时两臂继续向上、向头顶上方抬起，两掌心向上，再慢慢合于头顶上方，双手掌心遥遥相对，至此气吸满；然后两前臂弯曲，翻掌下按，自头顶上方下落至小腹前，掌心向下，同时配合呼气。（图 3-122、图 3-123）

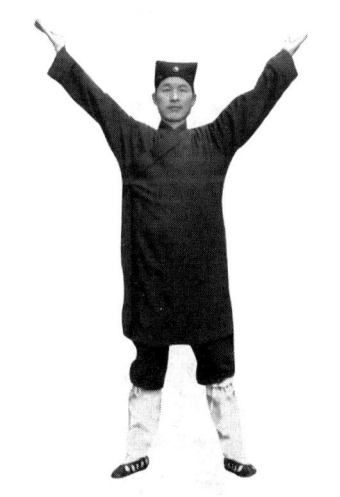

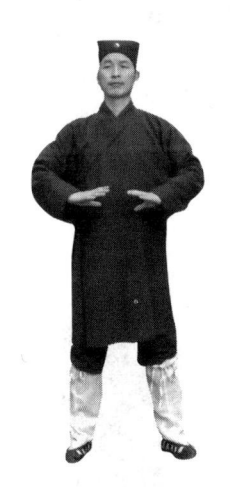

图 3-122　　　　　　图 3-123

②接上动不停。两掌向外翻，使两掌心向前，四指向下，拇指向外；然后吸气，同时两掌向体前托起，至与胸高时，转腕，两掌内翻，两掌心向下，两虎口相对；至此气吸满；下身姿势不变，自然站立，目光平视。（图 3-124、图 3-125）

武当养生筋经八法

③接上动不停。收左脚至右脚内侧,自然站立,用鼻子呼气;同时,两掌下按,慢慢下落至腹前,呼气结束。(图3-126)

④接上动不停。自然站立,两掌自然放于身体两侧。(图3-127)

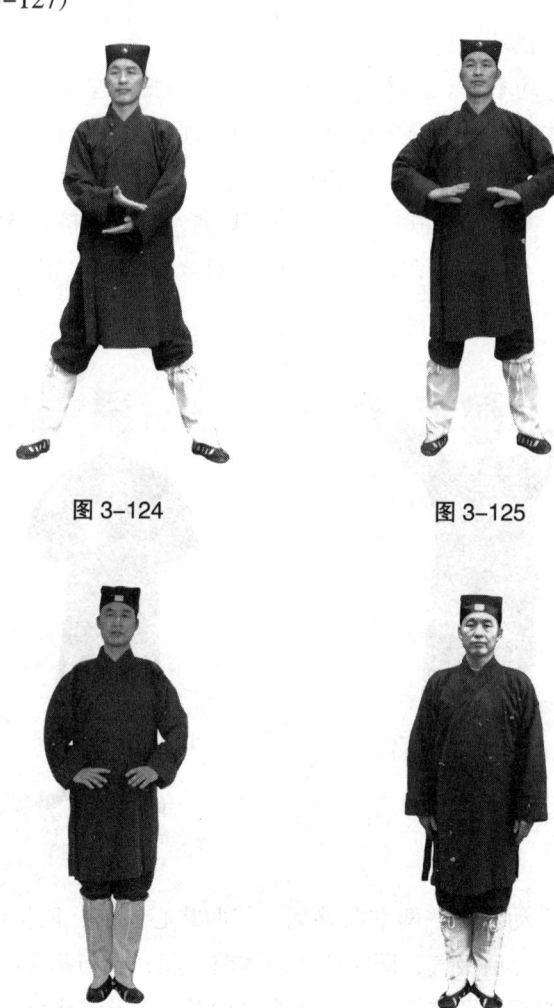

图 3-124　　　　　　　　图 3-125

图 3-126　　　　　　　　图 3-127

第三章 筋经八法动作名称及图解

这一组动作可重复做3次。

【吐纳方法】

① "仙鹤欲飞"要随动作的快慢节奏来调整呼吸的速度，一开一合，一起一落，一呼一吸，自然配合。一般情况，起立吸气，下蹲呼气；蹲身圆转身体时吸气，两臂伸展时呼气。

② 只有在做"仙鹤亮翅"动作开始吸气的时候才是放松状态，其他时候呼气与吸气都是用力的状态，而且是逐步加力，最后加到最大。接着呼气双拳握紧，继续加力握紧旋转360°，劲力不丢，用力向前后伸开拉紧，然后放松吸气，旋转回收。

③ "按掌平气"是一组全身心调理动作。同第一式"朝拜太和"中的吐纳方法。

【练习提示】

① "仙鹤欲飞"呼吸的关键就在于从"仙鹤亮翅"动作开始时，两臂扬起像仙鹤一样飞起来，要放松；其他动作时，呼气用力；接着吸气也用力，最后呼气时，两拳握紧，两臂伸展用最大力，然后返回到"仙鹤亮翅"的开始动作，全身放松。

② 如果呼吸方法不对，将对我们的练习以及功力的提升大打折扣。

③ "仙鹤欲飞"动作分解练习时，注意动作、用力方法与呼吸"三者"之间的协调配合。

【易犯错误】

① 动作、用力方法与呼吸"三者"之间脱节，不能同时兼顾，达不到训练的要求。

② 歇步下蹲身体时，蹲不下去。特别是腿部有关节炎等其他疾患或腿筋僵硬的练习者，下蹲吃力，两腿交叉呈"歇步"步型时，坐不稳，甚至会摔倒。

③ 蹲身圆转时，身体起伏，动作配合不协调。

【纠正方法】

①分步练习,把握规律,即:第一步,先将整组动作练习熟悉,暂时不用顾及用力与呼吸;第二步,除做"仙鹤亮翅"动作开始全身放松时,接着的系列动作,两拳均要用力握紧,暂时不用顾及呼吸;第三步,配合呼吸,按"仙鹤欲飞"这组动作吐纳方法要求体会与练习。

②单式"歇步"训练。身体直立,两脚自然分开,与肩同宽或稍宽;两手叉腰,身体左转或右转90°,慢慢做下蹲练习。下蹲时,配合呼气;起身时,两腿用力支撑身体,自然站立起来,同时吸气。也可借助外在器械辅助练习。

如此重复练习,直至蹲起自如。

③ 综合配套练习。在以上单式训练的基础上,就可以综合配套练习,克服呼吸、用力方法与动作不协调的问题。

【养生功效】

①本单式功法曾列属武当内家拳三十六功之一。具有开胸理肺,伸筋拔骨,内劲充盈之功效。

②增强下肢平衡支撑力量,保持腿部气血畅通。对膝、踝关节酸痛无力,膝关节髌下脂肪垫劳损及膝关节内外侧副韧带损伤等陈旧性损伤和关节炎等慢性病疾有辅助疗效。

③因髋、膝关节活动不利,下肢屈伸困难而引起的下肢肌肉萎缩及坐骨神经痛等有明显调节作用。

第五式 二龙缠柱

【歌诀】

双手握拳提腰间;退撤一步另臂展;

二龙缠柱仆地行;双手抱足吻脚尖。

第三章 筋经八法动作名称及图解

1. 并步握拳

【动作图解】

同第一式朝拜太和中的并步握拳动作。(图 3-128~图 3-130)

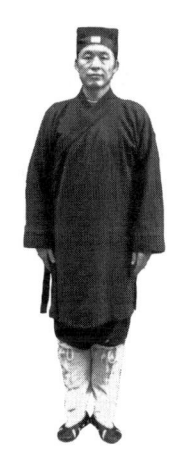

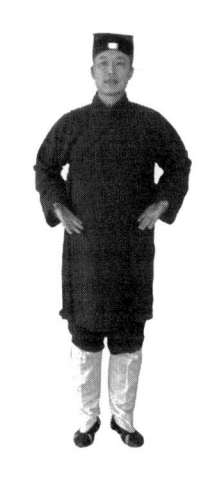

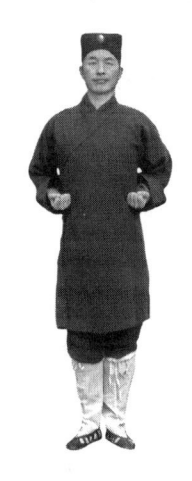

图 3-128　　　　图 3-129　　　　图 3-130

2. 弓步插掌

【动作图解】

①接上动不停。身体右转 90°，呼气放松，左脚向左后方撤退一大步，左腿绷直，右腿屈膝，右大腿与地面平行，呈右弓步；同时，右臂向前平伸穿掌，成"八字掌"；左手握拳在左腰间不变；目光平视左掌。（图 3-131）

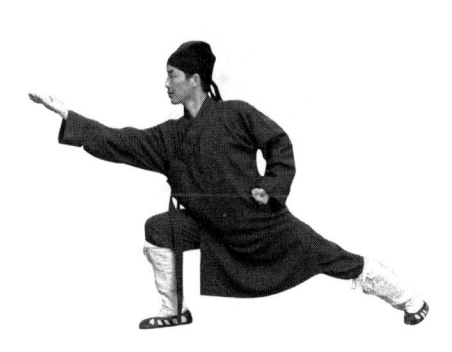

图 3-131

75

3. 臂腿侧伸

【动作图解】

①接上动不停。右掌变拳,吸气,同时用全身之力握紧拳头,左手握拳放在左腰间不变;然后,上体姿势不变,两腿重心由右向左后移,两脚尖微向左转,逐渐变成左弓步。(图3-132)

②接上动不停。身体继续向左最大限度侧压,右腿绷直,左腿屈膝,左大腿与地面平行,呈左弓步;同时,右拳、臂、身体左侧与右腿绷成一条线,然后右拳变掌;左手握拳放在左腰间不变;做动作的同时,继续吸气,随吸气延长,右拳越握紧。头部随臂腿动作变化,自然侧偏。(图3-133)

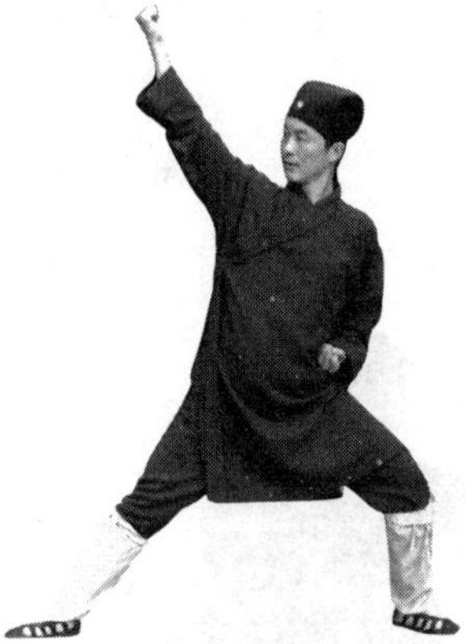

图 3-132

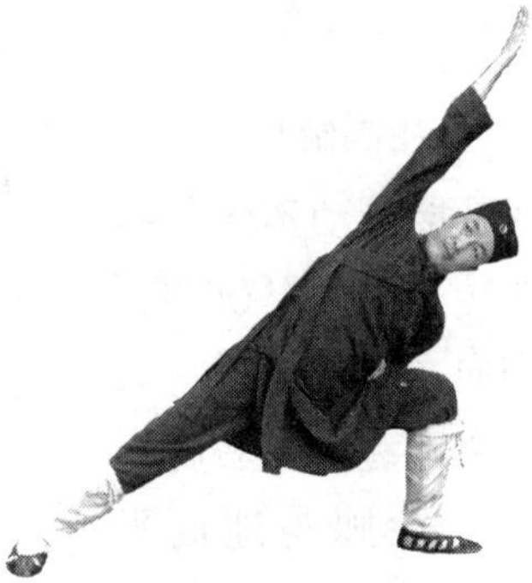

图 3-133

第三章 筋经八法动作名称及图解

4. 单掌按地

【动作图解】

接上动不停。腰身左转,呼气放松,右拳变掌屈臂自头顶下按于左脚内侧;左手握拳放在左腰间不变,上身自然前俯,目视右掌。(图 3-134)

5. 仆步穿掌

【动作图解】

接上动不停。左掌仆地自左向右沿右大腿内侧穿行,腰随之右转;同时,身体重心向右腿前移,右腿弓起,左腿伸直,呈右弓步状;随着动作前移,配合呼气放松,右掌自右脚跟部向右脚外踝穿落于右脚尖外侧。(图 3-135)

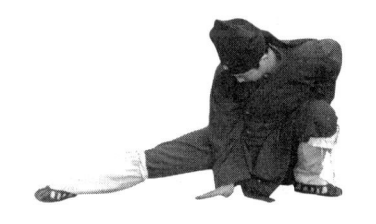

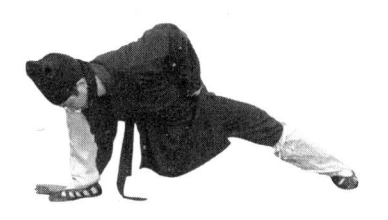

图 3-134　　　　　　　　图 3-135

6. 二龙抱柱

【动作图解】

①接上动不停。右手臂姿势不变,左拳变掌,配合吸气,同时自腰间向上抡臂伸直。(图 3-136)

77

②接上动不停。吸满气之后，左掌翻按于右脚内侧，身体前压，用嘴巴去吻脚尖同时呼气，呼气完刚好吻到脚尖。（图3-137）

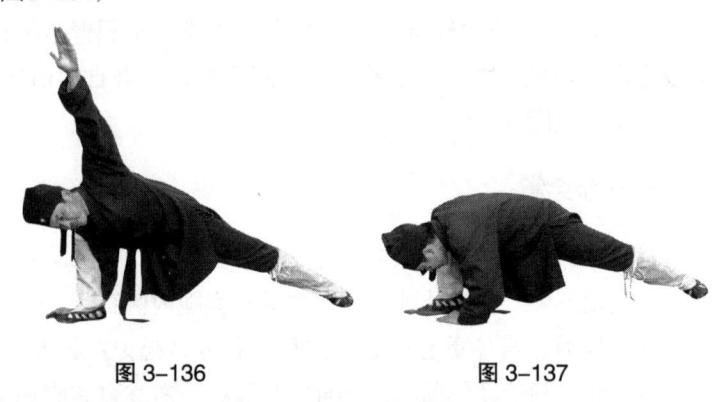

图 3-136　　　　　　图 3-137

7. 仆步穿掌

【动作图解】

①接上动不停。右手臂姿势不变；左掌自右脚侧向外、向上直臂抬伸，配合吸气。（图3-138）

②接上动不停。左掌自头顶下按于右脚内侧；同时，右手握拳放在右腰间不变；上身自然前俯，目视左掌。（图3-139）

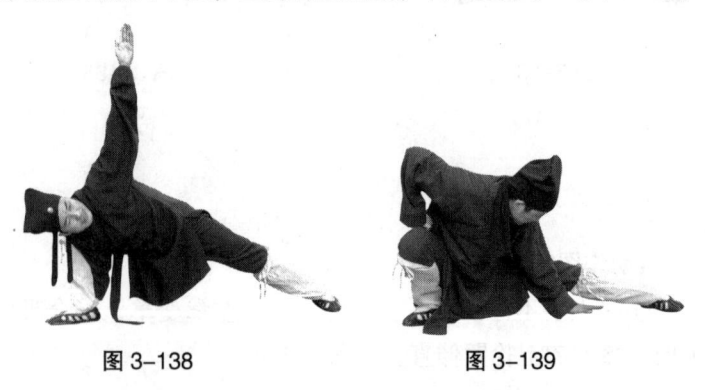

图 3-138　　　　　　图 3-139

第三章 筋经八法动作名称及图解

③接上动不停。右掌仆地自右向左沿左大腿内侧穿行,腰随之左转;同时,身体重心向左腿前移,左腿弓起,右腿伸直,呈左弓步状;随着动作前移,配合呼气放松,左掌自左脚跟部向左脚外踝穿落于左脚尖外侧。(图3-140)

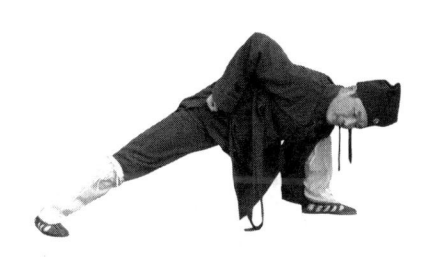

图 3-140

8. 二龙抱柱

【动作图解】

①接上动不停。右手臂姿势不变;左拳变掌,配合吸气,同时自腰间向上抡臂伸直。(图 3-141)

②接上动不停。吸满气之后,左掌翻按于右脚内侧,身体前压,用嘴巴去吻脚尖同时呼气,呼气完刚好吻到脚尖。(图3-142)

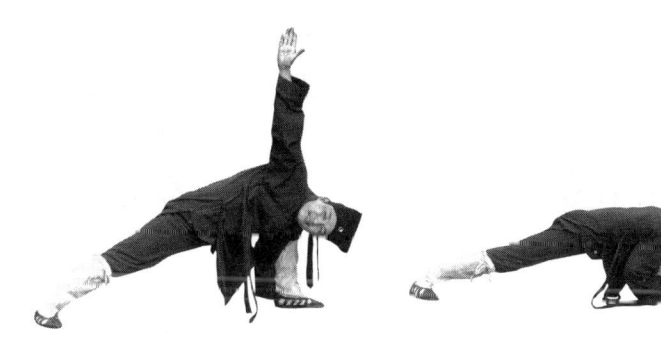

图 3-141　　　　　图 3-142

9. 按掌平气

【动作图解】

同第二式樵夫担柴中的按掌平气动作。(图 3-143~图3-148)

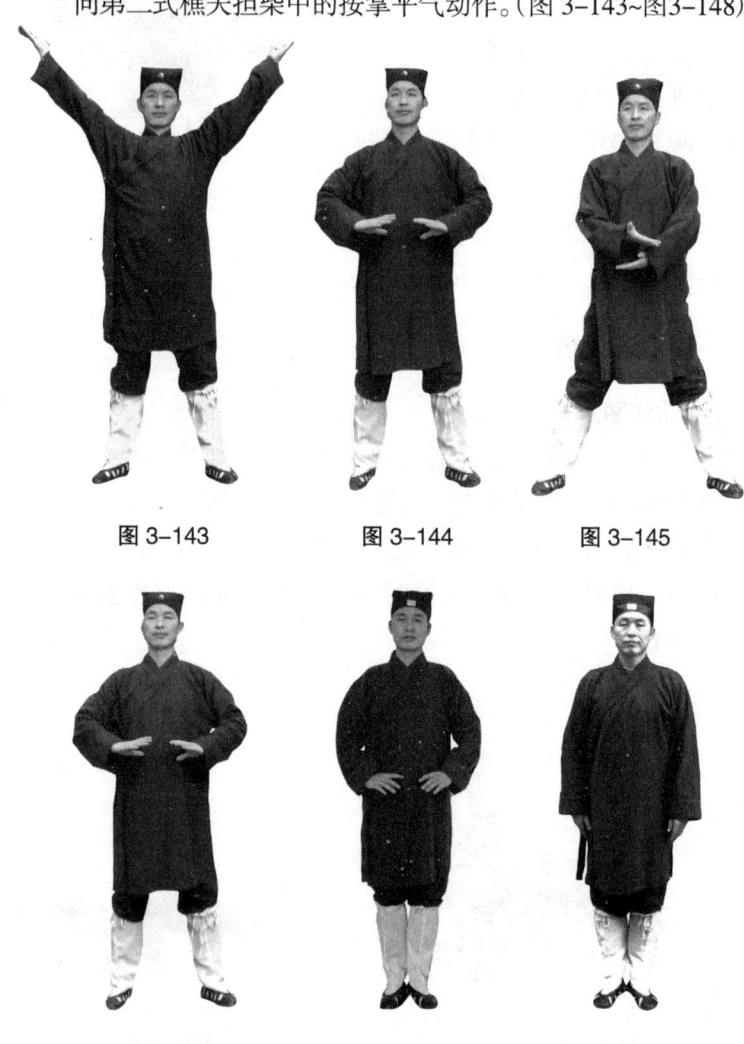

图 3-143　　　图 3-144　　　图 3-145

图 3-146　　　图 3-147　　　图 3-148

第三章 筋经八法动作名称及图解

上述动作可以重复做3次。

【吐纳方法】

①并步握拳时,短促吸气挺胸,双拳握于腰间。

②弓步穿掌时,呼气稍长,伸臂穿掌放松。

③臂腿侧伸时,慢、长、细、匀吸气,双拳由轻到重用力握拳。随着吸气的加长,握拳力量越来越大。也随着我们呼吸的加长调整,呼吸会减缓,每次呼吸的时间会延长,也就是肺活量加大了,这个时候,暗劲越来越大,功力稳步提高。

④"单掌按地"与"仆步穿掌"时,慢、长、细、匀呼气。

⑤做"二龙抱柱"时,先吸气,再呼气。

⑥"按掌平气"是一组全身心调理动作。同第一式"朝拜太和"中的吐纳方法。

【练习提示】

①柔韧性不是很好的习练者,这组动作可能有一定的难度。特别是一些健身爱好者,有的可能蹲下去都困难,更谈不上用仆步穿掌,双手相抱用口吻脚尖。注意讲究方式方法进行训练。

②注意肩部要放松。上臂要抡起来走立圆,而不能平移;做到双手合抱之后,要学会向下压,逐步拉伸、折叠自己的身体,直到能够吻到脚尖。

③通常情况,左右式练习3次。多则不限,因人而异。

④对内家拳中的基本步型——仆步是一个极好的训练,提高内家拳的演练动作水准。

【易犯错误】

①仆步动作不到位。屈膝全蹲的腿,全脚不能着地,易抬脚跟;挺膝伸直的腿,伸不直,易弯曲,达不到拉筋的效果。

②仆步变换时,支撑腿无力。

③双手抱足时，嘴巴吻不到脚尖。
④动作与呼吸配合不默契，出现努气或气短现象。

【纠正方法】

①平时做准备活动时，加强仆步的标准动作训练，直至熟练操作。可以分步骤进行训练。首先练习下蹲步。刚开始练蹲步时，要双腿并拢，慢慢下蹲，然后逐步把重心移到一条腿上，另一腿向侧面伸直。刚开始可能伸不直，我们可以把脚尖翘起来，慢慢下压。一段时间后，我们就可以做到下压；再练习左、右腿力量的转换。学会了这样转换，练习者的小腿力量就会增加。当练习者可以用后腿之力推动前腿之时，就可以完成配合动作的训练任务了。

②加强仆步变换弓步的训练。逐步养成后支撑腿加力推动身体重心前移的习惯。由于个人体质、身体素质不同，练习的变换速度要注意控制。要以自己能够承受为度。

③每当身体拉伸时，要做到意到、气到、力到。意、气、力三结合，自然能够提升功效。

【养生功效】

①活骨拧转，深度拉扯背筋，对腰椎病患者有辅助疗效。
②对青少年脊椎变形能够起到较好的校正作用。
③补肾强腰，平衡阴阳，增强内脏功能。

第六式 老妈纺线

【歌诀】

双手握拳提腰间；马步蹲身臀宜敛；
老妈纺线臂用力；握拳呼吸力不减。

第三章 筋经八法动作名称及图解

1. 并步握拳

【动作图解】

同第一式朝拜太和中的并步握拳动作。（图 3-149~图 3-151）

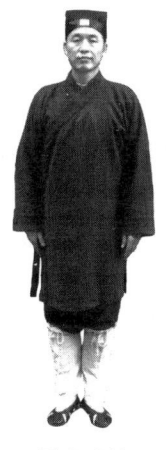

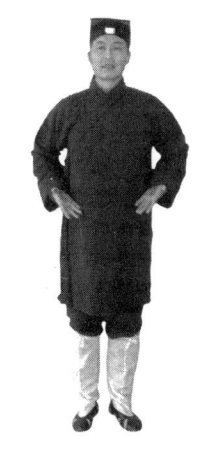

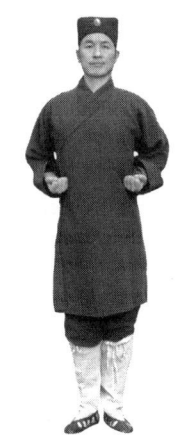

图 3-149　　　　图 3-150　　　　图 3-151

2. 马步蹲身

【动作图解】

接上动不停。身体上部姿势不变，双手握拳提抱于腰间，拳心向上，拳眼向外，拳轮紧贴于腰间；左脚向身体左侧横开半步，与肩同宽或稍宽，两脚全脚掌落地，两脚掌平行或脚尖微外摆，呈八字型；然后身体下蹲，两大腿保持与地面平行，成马步；身体重心位于两腿之间，目视前方。（图 3-152）

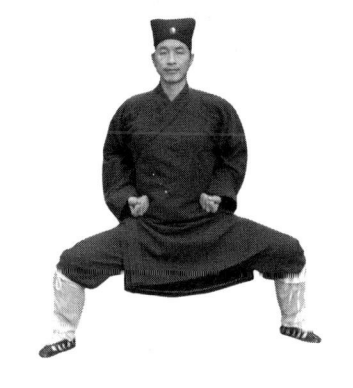

图 3-152

83

3. 老妈纺线（右式）

【动作图解】

①接上动不停。马步姿势不变，右拳从右腰间沿小腹前向左推动；左拳放置于左腰间不动；右拳向左推动到左拳旁时，腰部配合向左微转。（图3-153）

②接上动不停。马步姿势不变，左拳放置左腰间不动；右拳沿左拳旁继续向左、向上推进，拳心向上，拳眼向外；然后右前臂沿顺时针方向内旋，同时抬右上臂，当右上臂伸直，右前臂行至头顶上方时，拳心向外，拳眼向下，拳轮向上。（图3-154）

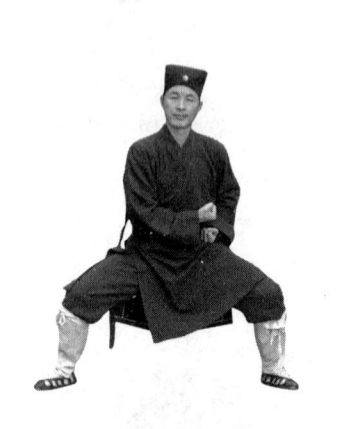

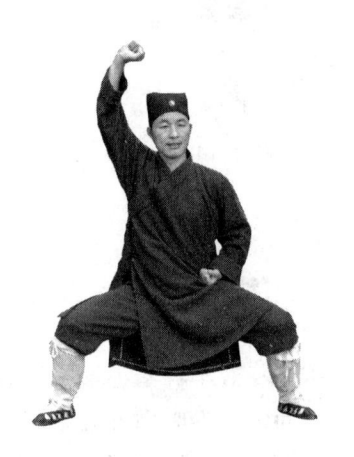

图 3-153　　　　　　　　图 3-154

③接上动不停。马步姿势不变，左拳放置于左腰间不动；右拳继续向上、向右推进，逐渐伸直右臂，拳心向外，拳眼向上，拳轮向下；目视右拳。（图3-155）

④接上动不停。马步姿势不变，左拳放置于左腰间不动；

第三章 筋经八法动作名称及图解

右上臂不动，右前臂沿顺时针方向旋转，使右拳随之转动，拳心向下，拳眼向前，拳轮向后；然后回落右上臂，同时，屈右前臂，右拳随之继续向下、向左推进，逐渐收右拳于右腹前，拳心向上，拳眼向前，拳轮贴于右腹前；目光平视。（图3-156）

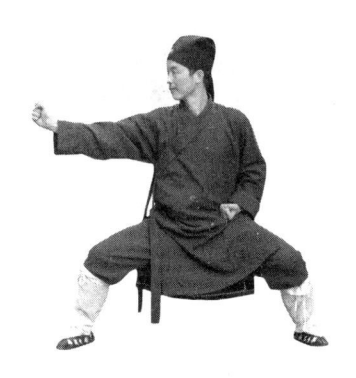

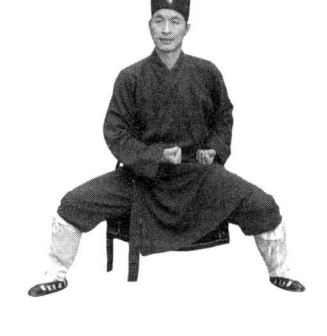

图3-155　　　　　　　图3-156

以上动作分解"①—④"为右式一组。

通常情况，共连续做3组。根据自身情况，多做不限。

4. 老妈纺线（左式）

①接上动作。马步姿势不变，左拳从左腰间沿小腹前向右推动；右拳放置于右腰间不动；左拳向右推动到右拳旁时，腰部配合向右微转。（图3-157）

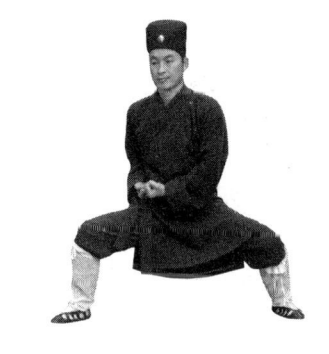

图3-157

②接上动不停。马步姿势不变，右拳放置于右腰间不动；左拳沿右拳旁继续向右、向上推进，拳心向上，拳眼向外；左前臂沿逆时针方向内旋，同时抬左上臂，当左上臂伸直，左前臂行至头顶上方时，拳心向外，拳眼向下，拳轮向上。（图3-158）

③接上动不停。马步姿势不变，右拳放置于左腰间不动；左拳继续向上、向左推进，逐渐伸直左臂，拳心向外，拳眼向上，拳轮向下；目视左拳。（图3-159）

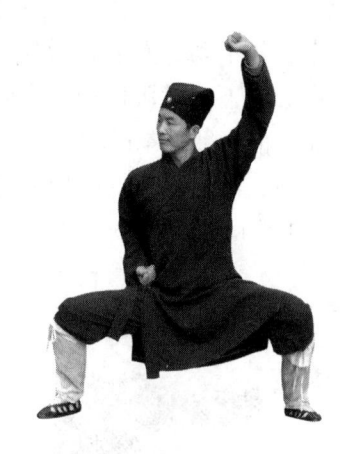

图3-158

④接上动不停。马步姿势不变，右拳放置右腰间不动；左上臂不动，左前臂沿逆时针方向旋转，使左拳随之转动，拳心向下，拳眼向前，拳轮向后；然后回落左上臂，同时，屈左前臂，左拳随之继续向下、向右推进，逐渐收左拳于左腹前，拳心向上，拳眼向前，拳轮贴于左腰腹前；目光平视。（图3-160）

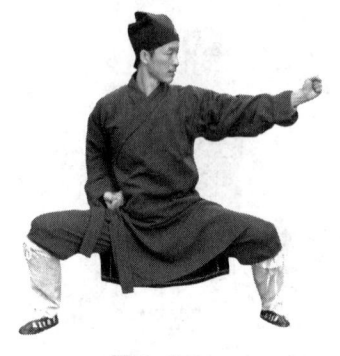

图3-159　　　　　图3-160

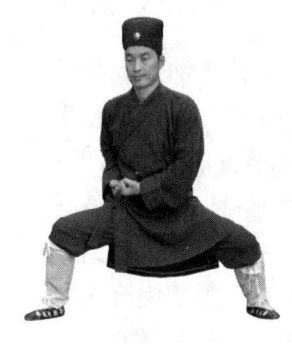

第三章 筋经八法动作名称及图解

以上动作分解"①—④"为左式一组。

通常情况，共连续做3组。根据自身情况，多做不限。

5. 按掌平气

【动作图解】

①接上动不停。身体重心上移，左腿向右腿内侧收回半步，身体直立；两拳变掌向外翻转，使两掌心向前，四指向下，拇指向外；然后吸气，两掌向体前托起，至与胸高时，转腕，两掌内翻，两掌心向下，两虎口相对；至此气吸满；然后双掌下按至小腹前，两腿姿势不变，目光平视。（图3-161~图3-163）

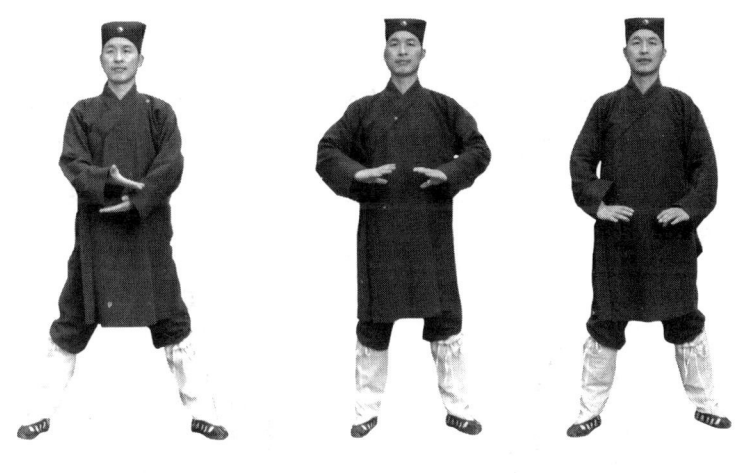

图 3-161   图 3-162   图 3-163

②接上动不停。配合用鼻子吸气，同时两臂向下、向上、向头顶上方抬起，两掌心向上，再慢慢合于头顶上方，双手掌心遥遥相对，至此气吸满；然后两前臂弯曲，翻掌下按，自头顶上方下落至小腹前，掌心向下，同时配合呼气。（图3-164、图3-165）

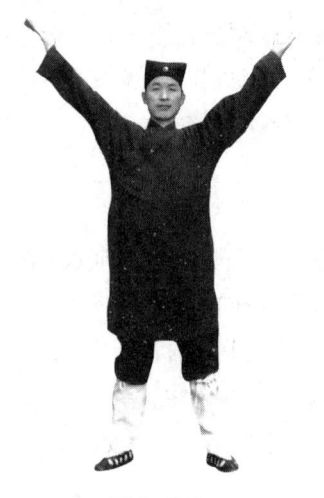

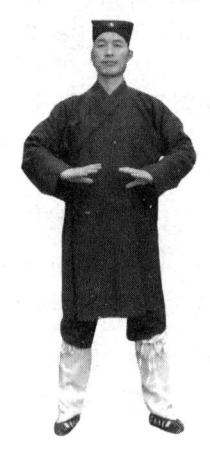

图 3-164　　　　　　　图 3-165

③接上动不停。收左脚至右脚内侧，自然站立，用鼻子呼气；同时两掌下按，慢慢下落至腹前，呼气结束。（图3-166）

④接上动不停。自然站立，两掌自然放于身体两侧。（图3-167）

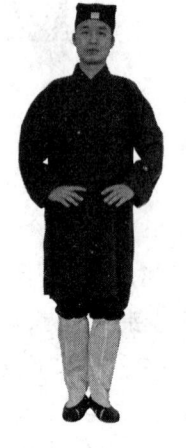

图 3-166　　　　　　　图 3-167

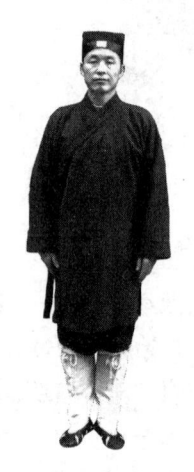

第三章 筋经八法动作名称及图解

这一组动作可重复做3次。

【吐纳方法】

①初练者,可以在手臂旋转一圈中的一半时,配合做一次吸气;在手臂旋转一圈中的另一半时,配合做一次呼气。手臂旋转划圈动作可以配合呼吸,适度调节快与慢。

②有一定功力基础的习练者,可以在手臂旋转3圈期间,一直吸气;然后放松手臂、呼气。

③ 左、右式呼吸方法相同。

④"按掌平气"是一组全身心调理动作。同第一式"朝拜太和"中的吐纳方法。

【练习提示】

①"老妈纺线"这一组动作,顾名思义,整组动作就像老太太纺线一样,手臂像转纺线的摇轮。

②"老妈纺线"这一组动作的另一关键是"马步"。要求两大腿保持水平,并且要做到头顶上悬、身体中正、提肛敛臀。

③做动作时,注意节节贯穿。当拳自右向左运动时,从肩—肘—腕—拳逐步用力推动上肢体的运动;当拳自左向右运动时,再从肩—肘—腕—拳逐步用力拉动上肢体的运动。

④右臂转动3圈后,做1次"按掌平气",然后再用左臂转动3圈,再做1次"按掌平气",收势。

⑤两臂转动3圈时,握拳的力量逐步加大,到第3圈时,握拳的劲力达到最大。

⑥左、右式动作相同,唯左右臂互换,方向相反。

⑦对练习内家拳手臂用力时的旋转滚化技术有提升作用。

⑧对内家拳中的基本步型——马步是一个极好的训练,提高习练内家拳的演练动作水准和功力。

武当养生筋经八法

【易犯错误】

①武当内家功法中的马步有特殊要求,一般练习者掌握不好动作要领,达不到规范要求。学习、练习时容易按竞技武术的要求,把马步做成"挺胸凹腰、撅屁股"身形。如果把蹲马步变成撅屁股的样子,练功者在提升个人功力方面就可能出现严重问题,比如,出现脱肛现象等。在内家拳中,马步要求含胸拔背、提肛敛臀。

②做动作时,不能做到上肢体力量节节贯穿。

③转动上肢时,虽然握拳逐步用力,但力量分配不好。

④容易造成吸气拳头用力握紧,呼气时拳头放松。

【纠正方法】

①正确检验"头顶上悬、身体中正、含胸拔背、提肛敛臀"的标准。在正常站立状态下,顺手摸一下,每个人的腰椎部位都有一个弧度;当学习、练习内家拳功的马步时,能够做到头顶上悬、身体中正、提肛敛臀,就能把腰椎这个弧度给拉直了,臀尖就跟与练功者的腰在一条直线上,很自然就能做到提肛收腹了。

②先不按规范动作做,同时手上动作比划到位,体会动作分解时的呼与吸。只找呼与吸的感觉,暂时不用考虑呼与吸的力度使用情况。

通过这种方式的模拟体会,逐步使手上动作与呼吸方法高度配合起来。

【养生功效】

①对手臂上的经脉、筋骨活络有良好的保健作用。能改善肩周炎、肘关节炎等慢性病症。

②对脱肛、痔疮等身体下焦疾患有较好的辅助疗效。

③增强腿部静力性力量,促进下肢的经脉气血流通。

第三章 筋经八法动作名称及图解

第七式 满面散花

【歌诀】

双手握拳提腰间；马步蹲身臀宜敛；
满面散花舞双臂；力在一吸一呼间。

1. 并步握拳

【动作图解】

同第一式朝拜太和中的并步握拳动作。（图 3-168~图3-170）

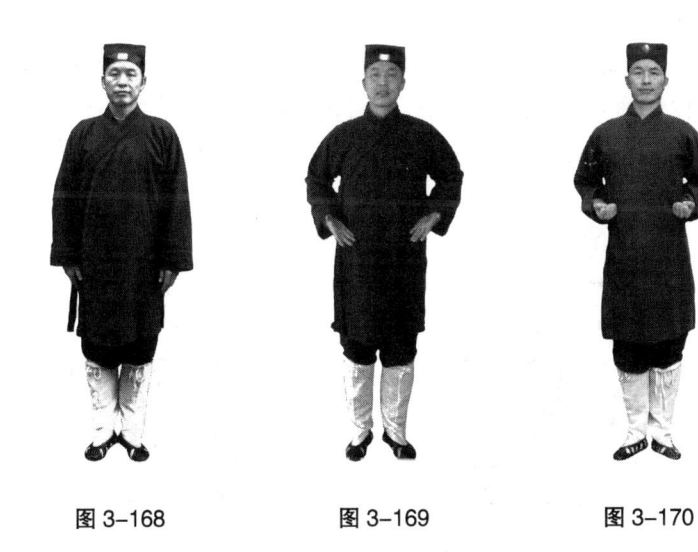

图 3-168　　　　图 3-169　　　　图 3-170

2. 马步蹲身

【动作图解】

接上动不停。身体上部姿势不变，双手握拳提抱于腰间，拳心向上，拳眼向外，拳轮紧贴于腰间；左脚向身体左侧横开半步，与肩同宽或稍宽，两脚全脚掌落地，两脚掌平行或脚尖微外摆，呈八字型；然后身体下蹲，保持两大腿与地面平行，成马步；身体重心位于两腿之间，目视前方。（图 3-171）

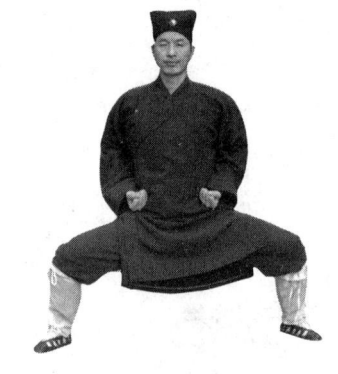

图 3-171

3. 满面散花

【动作图解】

①接上动不停。马步姿势不变，右拳从右腰间向右外侧内旋转拧臂伸直；左拳放置于左腰间不动，右拳向右旋转拧臂时，腰部配合向右微转。（图 3-172、图 3-173）

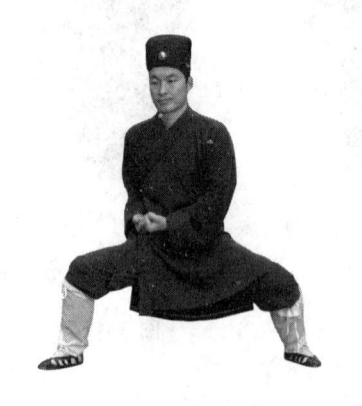

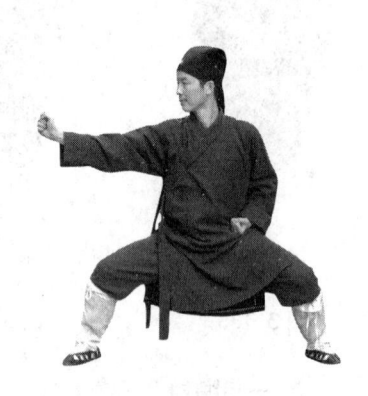

图 3-172　　　　图 3-173

②接上动不停。马步姿势不变，左拳放置于左腰间不动；右拳继续向外旋转拧臂，右前臂沿逆时针方向随右拳外旋的同

第三章 筋经八法动作名称及图解

时,抬右上臂,当右上臂伸直,右前臂行至头顶上方时,拳心向外,拳眼向下,拳轮向上。(图3-174)

③接上动不停。马步姿势不变,左拳放置左腰间不动;右拳继续自右向左、向上圈按,逐渐沉右肩、坠右肘,拳心向内,拳眼向右,拳轮向左;目视右拳。(图3-175)

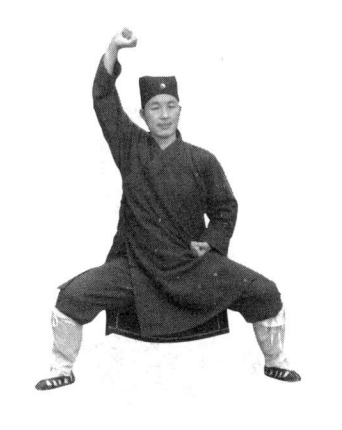

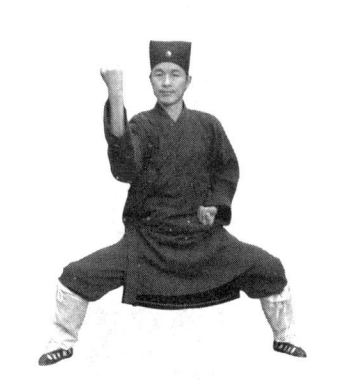

图3-174　　　　　　图3-175

④接上动不停。马步姿势不变,左拳放置于左腰间不动;右上臂不动,右前臂沿逆时针方向旋转并向左腹前回落,使右拳随之转动;然后右拳随之继续向下、向右小腹、右腰侧回拉,逐渐收右拳于右腹侧,拳心向上,拳眼向前,拳轮贴于右腹前;目光平视。(图3-176)

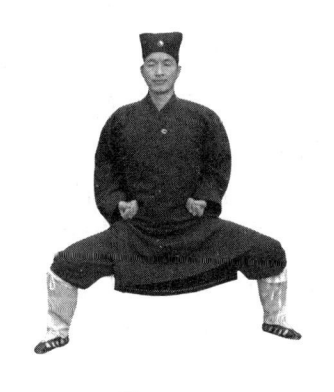

图3-176

93

⑤接上动不停。马步姿势不变，左拳从左腰间向左、向内旋转拧臂伸直；右拳放置于右腰间不动；左拳向左旋转拧臂时，腰部配合向左微转。（图3-177）

⑥接上动不停。马步姿势不变，右拳放置于右腰间不动；左拳继续向外旋转拧臂，左前臂沿逆时针方向随左拳外旋的同时，抬左上臂，当左上臂伸直，左前臂行至头顶上方时，拳心向外，拳眼向下，拳轮向上。（图3-178）

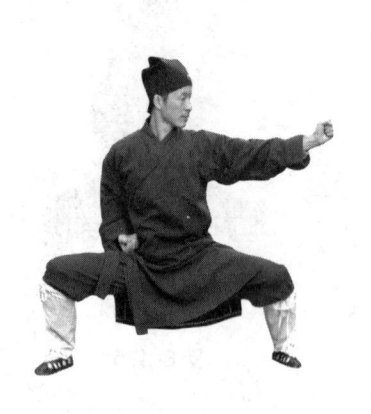

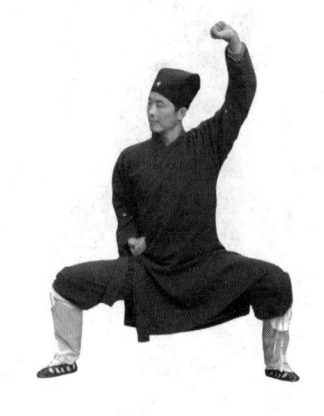

图3-177　　　　　图3-178

⑦接上动不停。马步姿势不变，右拳放置于右腰间不动；左拳继续自左向右、向上圈按，逐渐沉左肩、坠左肘，拳心向内，拳眼向左，拳轮向右；目视左拳。（图3-179）

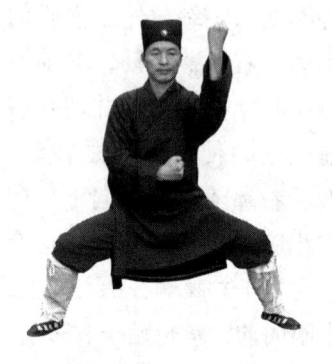

图3-179

第三章 筋经八法动作名称及图解

⑧接上动不停。马步姿势不变，右拳放置于右腰间不动；左上臂不动，左前臂沿顺时针方向旋转并向右腹前回落，使左拳随之转动（图3-180）；然后左拳随之继续向下、向左小腹、左腰侧回拉，逐渐收左拳于左腰侧，拳心向上，拳眼向前，拳轮贴于左腰前；目光平视。（图3-181）

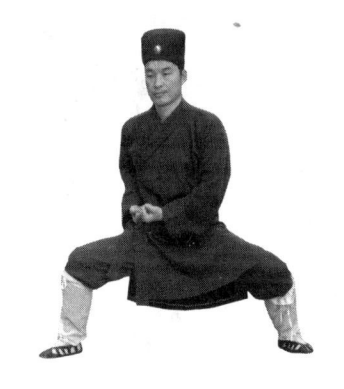

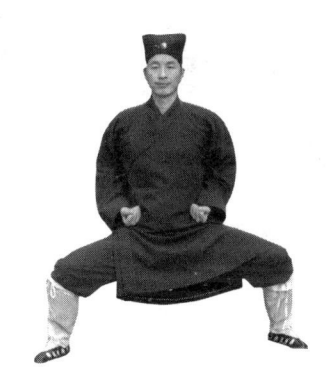

图3-180　　　　　　　　图3-181

以上动作分解"①—⑧"为左右手各拧转一圈为1组。通常情况，共连续做3组。根据自身情况，多做不限。

4. 按掌平气

【动作图解】

①接上动不停。身体重心上移，左腿向右腿内侧收回半步，身体直立；两掌向外翻，使两掌心向前，四指向下，拇指向外；然后吸气，同时两掌向体前托起，至与胸同高时，转腕，两掌内翻，两掌心向下，两虎口相对；至此气吸满；然后双掌下按至小腹前，两腿姿势不变，目光平视。（图3-182~图3-184）

95

武当养生筋经八法

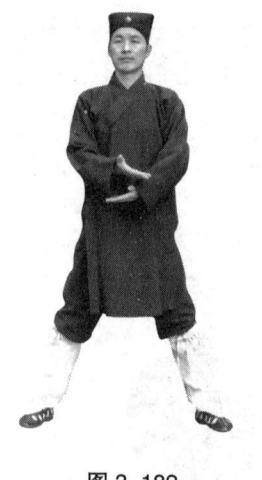

图 3-182

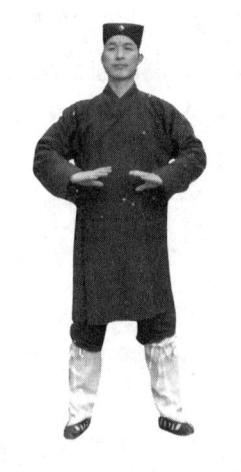

图 3-183

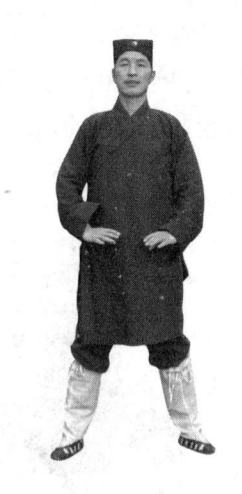

图 3-184

②接上动不停。配合用鼻子吸气，同时两臂向下、向上、向头顶上方抬起，两掌心向上，再慢慢合于头顶上方，双手掌心遥遥相对，至此气吸满；然后两前臂弯曲，翻掌下按，自头顶上方下落至小腹前，掌心向下，同时配合呼气。（图 3-185、图 3-186）

③接上动不停。收左脚至右脚内侧，自然站立，用

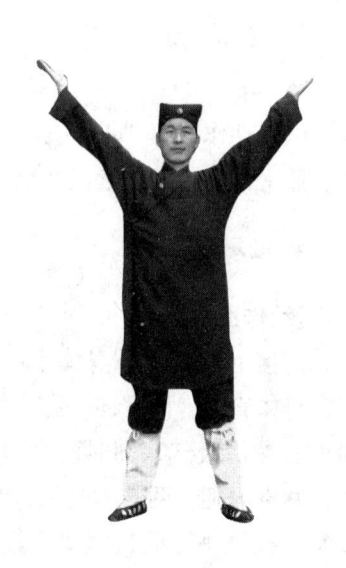

图 3-185

第三章 筋经八法动作名称及图解

鼻子呼气；同时，两掌下按，慢慢下落至腹前，呼气结束。（图3-187）

④接上动不停。自然站立，两掌自然放于身体两侧。（图3-188）

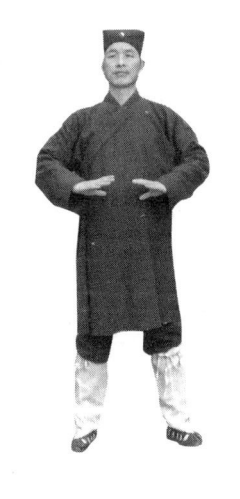

图3-186

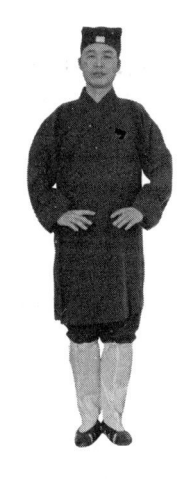

图3-187

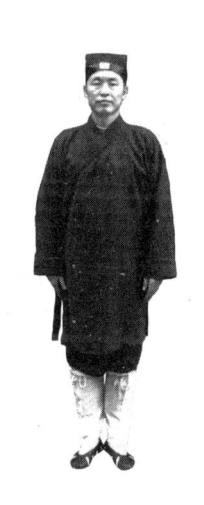

图3-188

这一组动作可做1次，也可重复做3次。视自己身体承受情况而定。

【吐纳方法】

①初练者，可以在右手臂旋转一圈时，配合做1次吸气；在左手臂旋转一圈时，配合做1次呼气。手臂旋转划圈动作可以配合呼吸，适度调节快与慢。

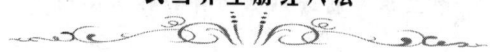

②有一定功力基础的习练者，可以在左、右手臂旋转2~3圈期间，做 1 次深长吸气；然后在左、右手臂旋转 2~3 圈期间，做 1 次深长呼气。

③整组动作，随两臂的转动配合深长呼吸。

④"按掌平气"是一组全身心调理动作。同第一式朝拜太和中的吐纳方法。

【练习提示】

①马步时，要求两大腿保持水平，并且要做到头顶上悬、身体中正、提肛敛臀。

②在吸气的时候，两拳握紧。由呼吸配合手臂旋拧，两拳越握越紧。

③左 1 次、右 1 次为一组动作，一般练习做 3 组动作；通常情况，练习 3 组后再做一个"按掌平气"可再持续练习 3 组。作为功力练习者，可以做 9 组、18 组。大家根据自己的情况适量增减。

④左右手臂由外向内圈转，形成连续不断的"内圈手"。

⑤两臂转动动作相同，唯方向相反。

【易犯错误】

①容易按竞技武术的要求，把马步做成挺胸凹腰、撅屁股。如果把蹲马步变成撅屁股的样子，练功者在提升个人功力方面就可能出现严重问题，比如，出现脱肛现象等。内家拳要求含胸拔背、提肛敛臀。

②做动作时，不能做到上肢体的力量节节贯穿。

③转动上肢时，力量分配不好。

④容易造成吸气时拳头用力握紧，呼气时拳头放松。

【纠正方法】

①检验头顶上悬、身体中正、含胸拔背、提肛敛臀的标

第三章 筋经八法动作名称及图解

准。在正常站立情况下，顺手摸一下，每个人的腰椎部位都有一个弧度；当我们马步能够做到头顶上悬、身体中正、提肛敛臀的时候，就把腰椎这个弧度给拉直了，臀尖就跟练功者的腰在一条直线上，很自然做到了提肛收腹。

多做马步练习，提高大腿肌肉支撑力量。

②先不按规范动作做，同时手上动作比划到位，体会动作分解时的呼与吸。只找呼与吸的感觉，暂时不用考虑呼与吸的力度使用情况。

通过这种方式的模拟体会，逐步使手上动作与呼吸方法高度配合起来。

【养生功效】

①对手臂上的经脉、筋骨活络有良好的保健作用。直接作用于改善肩周炎、肘关节炎等慢性病症。同时内圈手法的训练有利于两手臂技击应用的综合协调性。

②对脱肛、痔疮等身体下焦疾患有较好的辅助疗效。

③增强腿部静止性力量，促进下肢的经脉气血流通。

第八式 鸟归山林

【歌诀】

双手握拳提腰间；再变双掌击肋前；
拳眼撞在腰肾上；鸟归山林神意欢。

1. 并步握拳

【动作图解】

同第一式朝拜太和中的并步握拳动作。（图3-189~图3-191）

图 3-189　　　　　图 3-190　　　　　图 3-191

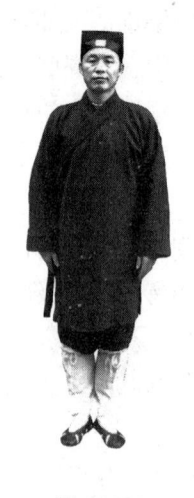

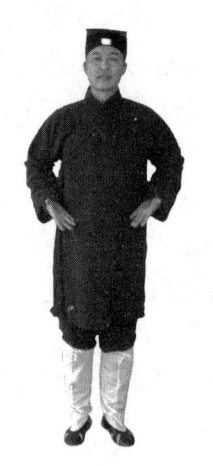

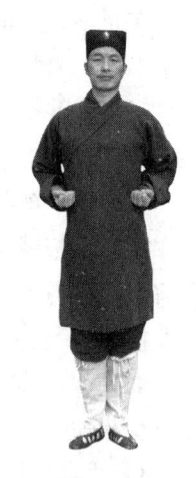

2. 掌砍两肋

【动作图解】

①接上动不停。两腿自然站立，重心位于两腿之间，两拳变掌，掌心向上，同时两掌轮顺腰间向小腹推动，并逐渐转掌，两掌呈俯掌，掌心向下。（图 3-192）

②接上动不停。自然吸气并上抬两臂，与肩同高或稍高，同时身体上浮，随着吸气的时间加长，两脚跟自然踮起，脚掌着地。（图 3-193）

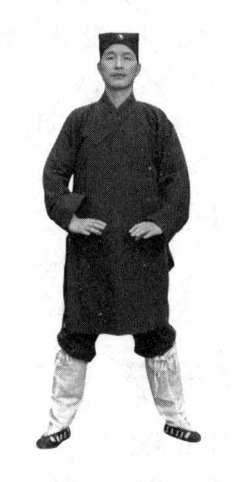

图 3-192

第三章 筋经八法动作名称及图解

③接上动不停。当一口气吸满之后，两掌同时外旋，用两掌轮同时砍击两肋部；同时，两肋部肌肉收紧，并伴随用鼻孔急速喷气；同时，身体重心下沉，脚跟落地，意想两肋部。（图3-194）

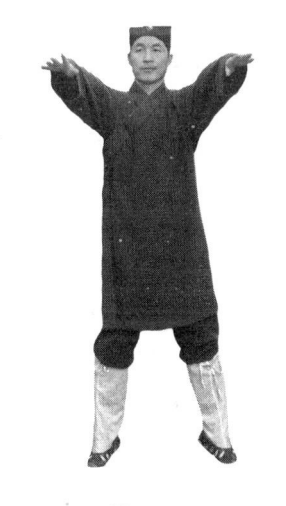

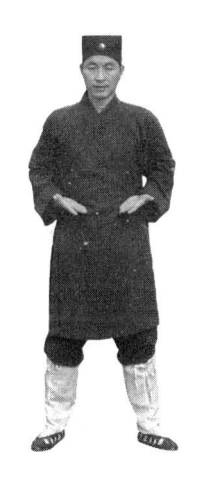

图3-193   图3-194

以上动作分解"②—③"为一组。
通常情况，共连续做3组。

3. 背捶击腰

【动作图解】

①接上动不停。两腿自然站立，重心位于两腿之间，自然吸气；同时，两臂自然向身体后侧伸直，掌指朝后，掌心向上，就像鸟翅膀一样展开，身体上浮，随着吸气的时间加长，两脚跟自然跷起，脚掌着地，上体微向前倾。（图3-195、图3-195附图）

101

武当养生筋经八法

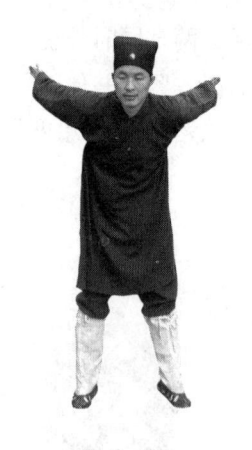

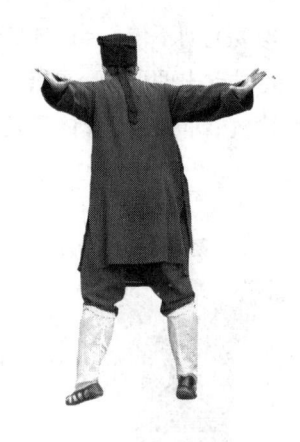

图 3-195　　　　　　图 3-195 附图

②接上动不停。当一口气吸满之后，两掌同时变拳，虚握拳，用两拳眼同时捶击两腰眼（肾脏部位）；同时，两腰眼（肾脏部位）肌肉收紧，并伴随用鼻孔急速喷气；同时，身体重心下沉，脚跟落地，意想两腰眼（肾脏部位）。（图 3-196、图 3-196 附图）

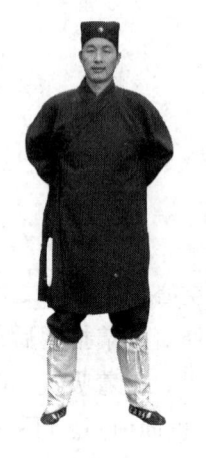

图 3-196　　　　　　图 3-196 附图

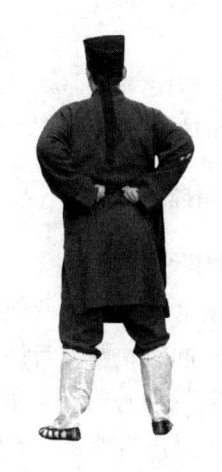

第三章 筋经八法动作名称及图解

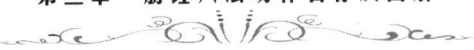

以上动作分解"①—②"为一组。

通常情况，共连续做3组。

4. 拦腰玉带

【动作图解】

①接上动不停。两腿自然站立，重心位于两腿之间，当最后一次两拳眼捶击两腰肾部位后，两拳变掌，全掌俯按于捶击的两腰肾部位，掌指朝下，掌心向内。（图3-197、图3-197附图）

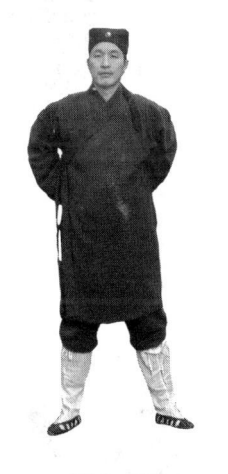

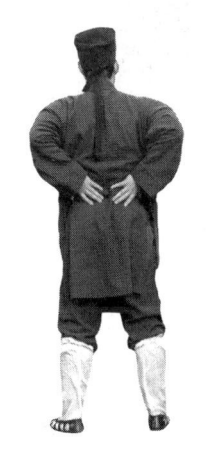

图3-197　　　　　　　图3-197附图

②接上动不停。保持身体姿势不变。两掌分别沿左、右腰侧（带脉）用全掌向前搓推至小腹部位（肚脐处）；同时，缓缓吸气。（图3-198）

③接上动不停。当一口气吸满之后，两掌指同时微抬，用两掌根同时沿肚脐眼部位向小腹下直线搓推至气海穴位（下丹田部位）；同时，小腹部位肌肉收紧，并伴随用鼻孔呼气；同时，身体重心下沉，有落地生根之意想。（图3-199）

④接上动不停。收左脚至右脚内侧，自然站立；同时，两掌自然放于身体两侧。（图3-200）

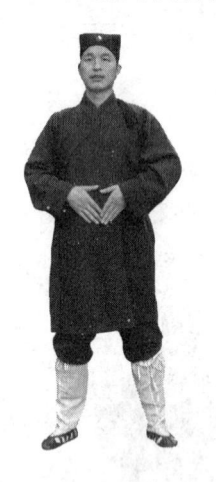

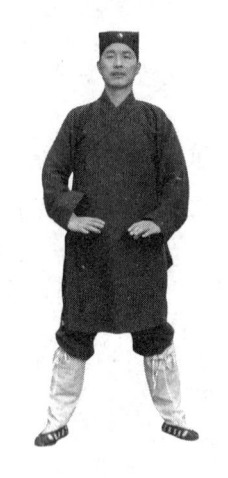

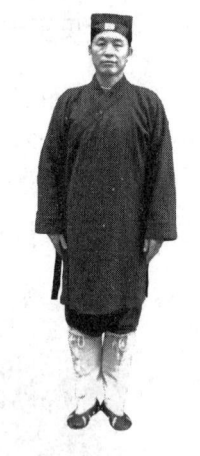

图3-198　　　　图3-199　　　　图3-200

5. 金盆浴身

【动作图解】

①接上动不停。用鼻孔吸气，两臂自体侧慢慢上抬，两掌心向上，再慢慢合于头顶上方，双掌心遥遥相对，至此气吸满。（图3-201、图3-202）

②接上动不停。再用鼻子呼气；同时，两掌翻掌下按，掌心向下。（图3-203、图3-204）

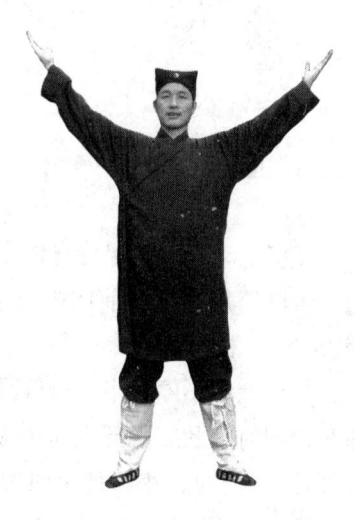

图3-201

第三章 筋经八法动作名称及图解

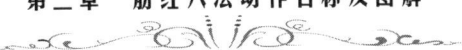

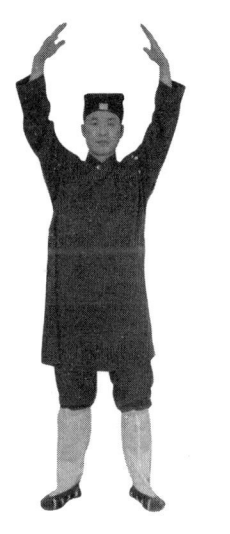

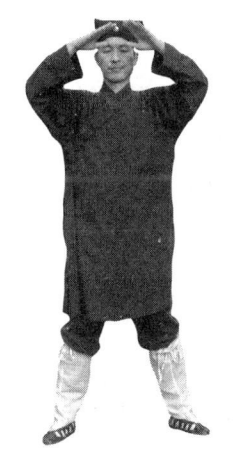

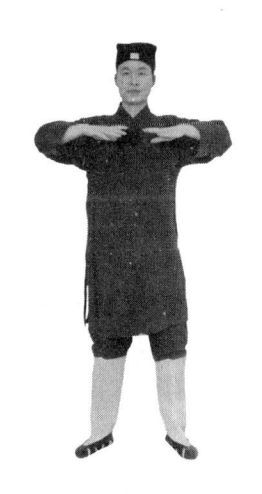

图 3-202　　　　　图 3-203　　　　　图 3-204

③接上动不停。两掌慢慢下落至腹前，呼气结束。（图 3-205、图 3-206）

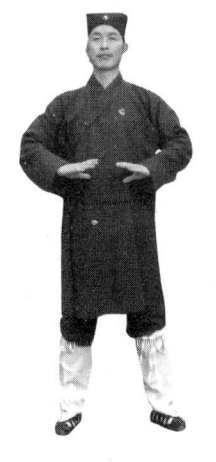

图 3-205　　　　　　　　　图 3-206

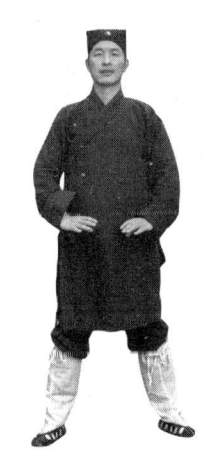

以上"金盆浴身"动作分解"①—③"为一组。通常情况，共连续做3组。

【吐纳方法】

①"并步握拳"为功前调息动作。同起势中"并步握拳"的吐纳方法。

②当两掌轮砍击两肋部时，要配合鼻孔短促喷气，肋部腹肌收紧，产生一种抗力。

③当两拳眼击打两肾部位时，注意在击打上的瞬间要配合喷气，形成一种本能阻抗。击打3次之后，两掌顺我们的带脉搓推回到下丹田部位，放松，自然呼吸。

④"金盆浴身"是一组全身心调理动作。是武当功夫主功架练习结束后，必做的"规定动作"。

一是呼吸法。吸气时，动作速度相对较缓慢；呼气时，动作速度相对较快。

二是意念法。也有一个意识假设。吸气时，双目微闭，意想内视，意想自己双手托起了一个金盆，盆里装满了洁净的金水，举过头顶后，翻盆从头上浇灌在人身体上一样，意念随水流下行。意想把身体表面上所有的脏物都冲洗掉了，身心俱佳。

【练习提示】

①在两掌轮同时砍击到两肋部时，两肋部肌肉收紧，并伴随用鼻孔急速喷气；同时身体重心下沉，脚跟落地。意想两肋部。

②在两拳眼同时捶击两腰眼（肾脏部位）时，两腰眼（肾脏部位）肌肉收紧，并伴随用鼻孔急速喷气；同时身体重心下沉，脚跟落地。意想两腰眼（肾脏部位）。

③做动作分解"拦腰玉带"时，先全掌俯按于捶击的两腰肾部位，掌指朝下，掌心向内；继而两掌分别沿左、右腰侧（带脉）用全掌向前搓推至小腹部位（肚脐处）；同时，缓缓吸

第三章 筋经八法动作名称及图解

气；然后当一口气吸满之后，两掌指同时微抬，用两掌根同时沿肚脐眼部位向小腹下直线搓推至气海穴位（下丹田部位）；同时，小腹部位肌肉收紧，并伴随用鼻孔呼气；同时身体重心下沉，有落地生根之意。

④"金盆浴身"的假借意识。相当于我们托了一盆非常洁净、金亮亮的金水，从头上浇下来，我们顺下流水的劲，放松清洗一遍身体和思想，把体内通过练功排出的身上的瘴气、浊气、污秽物等等，全部进行清理一遍。这是一种美好的意象。可以连续做3次，使我们的意识达到一种非常洁净空洞的混沌状态。

⑤注意"金盆浴身"与"捧气贯顶""周天行气""按掌平气"的异同，在第四章"常见问题解答"中有专门的解答。

【易犯错误】

①手、脚与意、气配合不协调。顾手顾不了脚，顾脚配合不上手上动作；顾及了手脚配合，却兼顾不了呼吸的配合；更容易忽视两肋与两腰部位受到捶击时的肌肉收紧。

②对"拦腰玉带"认识不够，搓推带脉，随意、敷衍了事。

③"金盆浴身"与"捧气贯顶""周天行气""按掌平气"相混淆。特别是"金盆浴身"的意识调整方式与"按掌平气"混淆，甚至认为外表动作相同，内在区别不大。

【纠正方法】

①粗略了解人体经络、筋脉、穴位，准确捶击、搓推相关部位。

②对动作的协调性进行分三层次训练。比如：先训练"掌砍两肋、背捶击腰"的手脚协调配合动作、不用力、动作到位即可，暂时不顾及呼吸的配合。动作熟练后，再单独训练捶击时的喷气方法，暂时不顾及吸气，自然吸气即可。然后再训练捶击肋、腰时的肌肉收紧方法。最后再将前分三层次训练的内

容组合训练。这种训练要多揣摩、多体会。也可向作者请教或观看教学演示DVD。

③"金盆浴身"与"按掌平气"是两组外表动作形式相同，意识导引截然不同的两种呼吸导引方法。

"金盆浴身"呼气时配合意识而短促；"按掌平气"呼气时配合意识而慢、长、细、匀。要多加体会，认真区分。

【养生功效】

①对胸胁气滞、肾结石、肾虚弱养生者有较好的辅助疗效。

②揉搓腰眼，挤压带脉，可以补肾强腰，全身通畅。人体带脉得到有效按摩，保持带脉的约束活力，使人强健有力。

③颠足跟可刺激人体的脊柱和督脉，使全身腑脏经络气血通畅，阴阳平衡。抖震足跟，可发展小腿后群肌力，拉长足底肌肉，韧带，提高人体的平衡能力。

④"金盆浴身"意在引气归元，使全身之代谢附着物（瘴气、浊气、污秽物等等），以意识流的形式进行冲洗，使身心淋浴，心灵净化，遍体通畅，达到和气血，理腑脏的独特功效。

收势　狸猫洗脸

【歌诀】

　　　　收势名曰干洗脸；搓搓双手擦擦面；
　　　　劝君认真诚意练；康乐福寿尔占全。

1. 搓双手

【动作图解】

接上式动作。身体站立姿势不变，双目自然睁开；两手在

第三章 筋经八法动作名称及图解

胸前合掌，掌心相对，两掌面互搓 10 次左右，以搓热为度。（图 3-207~图 3-209）

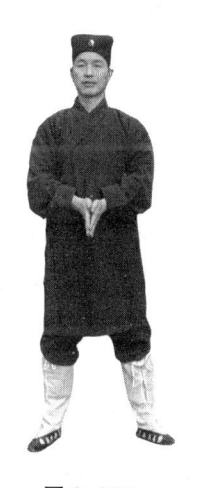

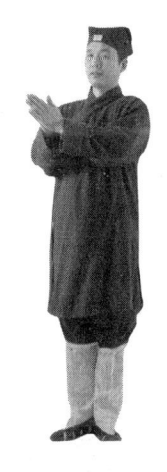

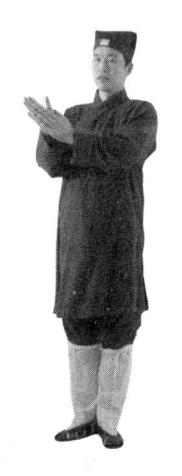

图 3-207　　　　图 3-208　　　　图 3-209

2. 熨面部

【动作图解】

①接上式动作。身体站立姿势不变；将搓热的两掌轻敷于额头上，两掌指相对，左右掌面微微用力，同时交替横搓。（图 3-210~图 3-212）

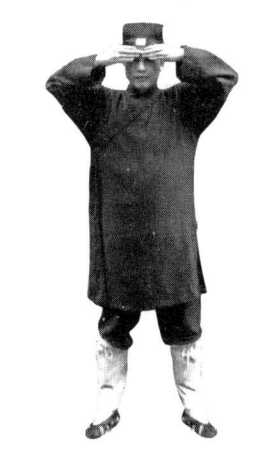

图 3-210

109

武当养生筋经八法

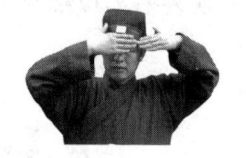

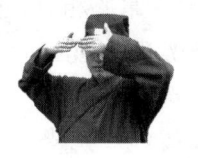

图 3-211　　　　　　　图 3-212

一来一回为 1 次，共 9 次。

②接上动不停。身体站立姿势不变；两掌指相对，两掌面下滑至两眼眶部位，两掌指同时交替轻揉横搓。（图 3-213~图 3-215）

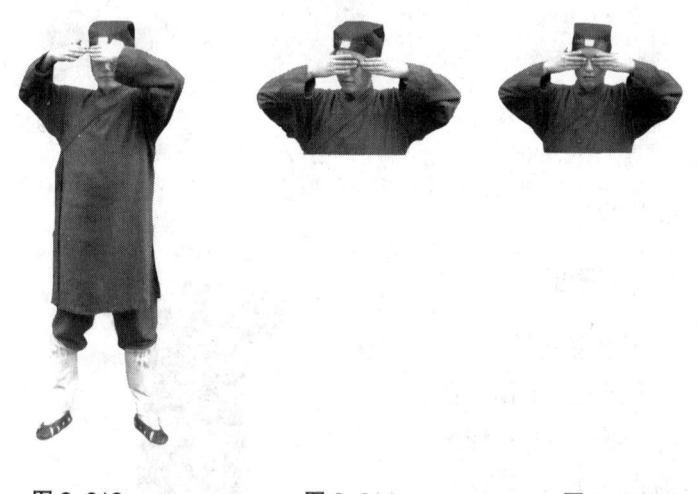

图 3-213　　　　图 3-214　　　　图 3-215

一来一回为 1 次，共 9 次。

③接上动不停。身体站立姿势不变；两掌面轻贴于脸颊上，沉肩坠肘，两掌竖立，掌指向上，两掌面沿脸颊部位（四白穴）上下滑按搓动。（图 3-216、图 3-217）

第三章 筋经八法动作名称及图解

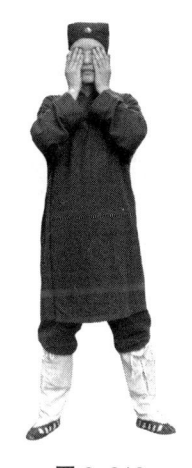

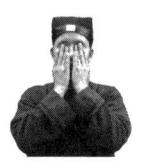

图 3-216　　　　　　　　　　　图 3-217

一来一回为 1 次，共 3 次。

④接上动不停。身体站立姿势不变；两肘抬平，与肩同高，两掌指尖相对，掌心向内，两掌敷按于嘴巴上，微用力，左右推拉，来回横搓，动作好似吹口琴。（图 3-218~图 3-220）

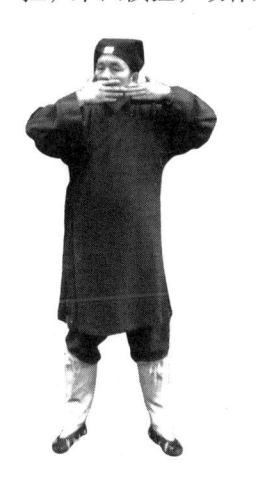

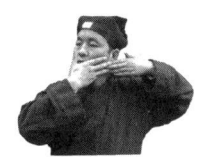

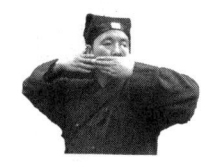

图 3-218　　　　图 3-219　　　　图 3-220

一来一回为1次，共3次。

⑤接上动不停。身体站立姿势不变；两掌面轻贴于脸颊上，沉肩坠肘，两掌竖立，掌指向上，两掌面以脸颊部位为中心点，两掌心对整个面部按顺时针或逆时针揉按，舒适为度，次数不限。（图3-221）

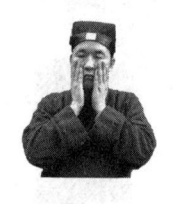

图3-221

3. 收功

【动作图解】

①接上式动作。身体站立姿势不变；头自然后仰，两掌由下腭向咽喉部位自上到下推按。（图3-222、图3-223）

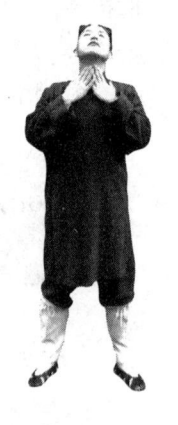

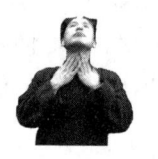

图3-222　　　　　　　　图3-223

②接上动不停。身体站立姿势不变；两掌自咽喉部位向胸前推按，再经由小腹、大腿正面推按，身体随两掌向下推按而自然前屈。（图3-224、图3-225）

第三章 筋经八法动作名称及图解

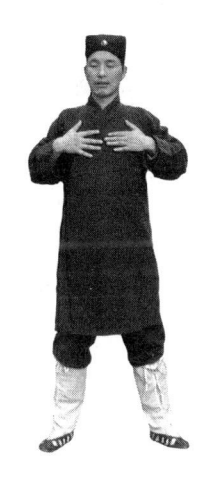

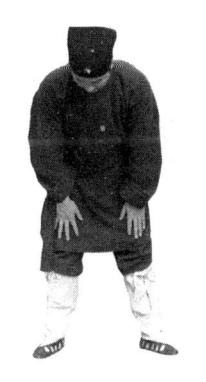

图 3-224　　　　　　　　图 3-225

③接上动不停。两腿不动，身体随两掌向下推按而自然前屈；两掌自上到下推按到两脚踝、两脚面，再绕到脚后跟，经过小腿后侧、大腿后侧，过臀到后腰，轻揉腰 3 次。（图 3-226~图 3-230）

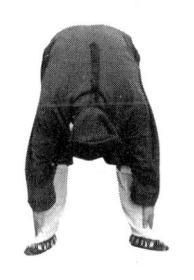

图 3-226　　　图 3-227　　　图 3-227 附图

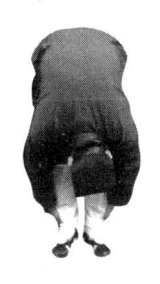

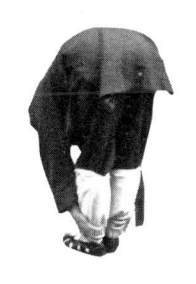

武当养生筋经八法

图 3-228　　图 3-228 附图　　图 3-229　　图 3-229 附图

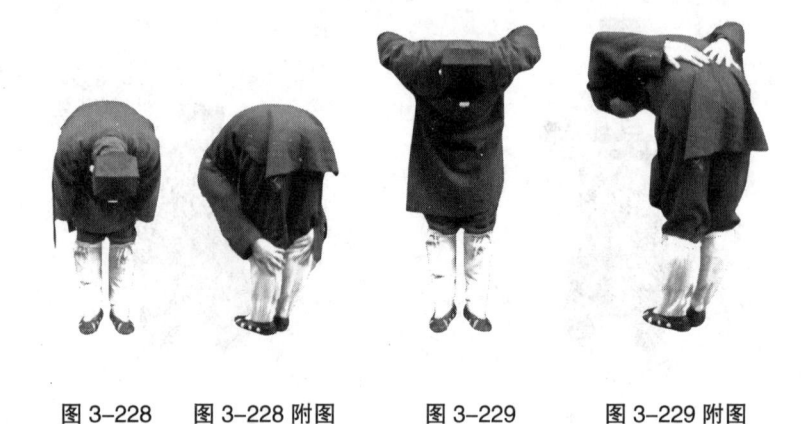

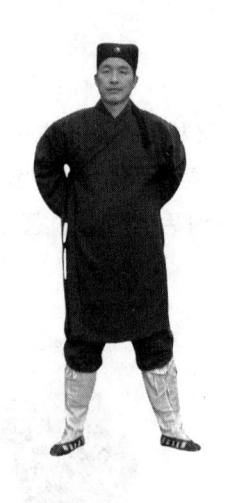

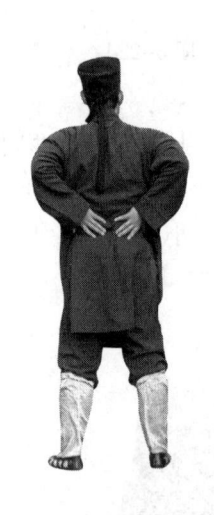

图 3-230　　　　　　图 3-230 附图

④接上动不停。两腿不动，身体直立；两手从后腰分开，沿带脉合按到腹部脐下，两掌交叠，逆时针揉按小腹 3 圈，顺时针在小腹揉 3 圈。（图 3-231~图 3-233）

第三章 筋经八法动作名称及图解

⑤接上动不停。全身放松,自然站立,两掌放于身体两侧。(图3-234)

图3-231

图3-232

图3-233

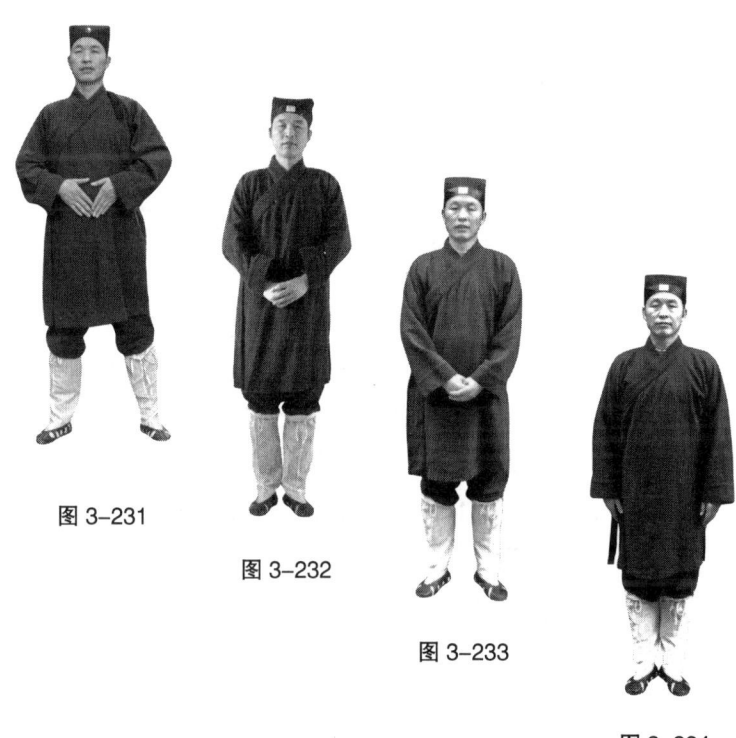

图3-234

【吐纳方法】

整组动作自然呼吸。

【练习提示】

① "搓双手" 把双手搓热;

② "熨面部" 按摩眼睛,眼眶,鼻旁迎香穴;然后右手四指并排,自左颊耳下经过下颌,鼻下人中捋到右颊耳下,反向左手四指并排从右颊耳下捋到左颊耳下。主要对四白穴、人

115

中穴、承浆穴、腮腺穴位进行按摩。

【易犯错误】

①不重视收功时的按摩过程，随便搓按。

②按摩的穴位把握不准，达不到应有的保健功效。

【纠正方法】

①了解人体基本经络穴位知识，增强对穴位按摩保健的认识。

②练功务必善始善终，形成整体养生效果。

【养生功效】

①促进面部血液循环，具有美容美颜的独特功效。

②对面部不同部位的搓按摩转，提神醒脑，益智宁神，适用于防治面部痉挛，头脑晕涨，神经衰弱等症。

③明目开窍，预防眼疾；迎香取嗅，辅助治疗鼻炎。

④左右搓拉下颌，促进唾液分泌，预防口腔疾病。

⑤推摩胃经，促进消化吸收。

⑥后摩膀胱经，促进代谢。

⑦揉搓腰眼，挤压带脉，可以补肾强腰，全身通畅。

⑧恢复常态，平静收功，不出偏差，利于健康。

第四章　常见问题解答

第一节　常识性问题

1. "武当养生筋经八法"在武当内功养生术中的地位如何？

答：根据中国道教圣地——武当山所在地的十堰市武当拳法研究会20多年来的研究成果表明："武当养生筋经八法"实属武当丹道内养入门级优秀传统功法。是武当内丹修炼筋经功中的精华代表。此功法过去属道门内部秘传，是道长修真时，激活筋脉，自我保健常修功法。分8种练功方法，是初级养生修炼者必选的代表性功法。

为更好地继承和发扬武当绝学养生功夫，普泽众生，造福人类健康，以岳武为带头人的武当拳法研究会的研究员们，在综合整理武当纯阳门系列武功的基础上，与其他门类传统养生修炼方法相比较，最后将此养生功法定位于武当道传三类标志性武术养生功法（伸筋拔骨类、呼吸吐纳类、按摩导引类）之一的伸筋拔骨类典型功法，成为目前武当山下由十堰市武当拳法研究会推荐的"武当养生三人宝典"之一。

2. "武当养生筋经八法"主要特色是什么？

答："武当养生筋经八法"主要特色表现如下：

武当养生筋经八法

一是属动功范畴。功法简明，易学易练，功感极强，具有丹道养生筑基功中的标志性功法特征。

二是呼吸方式、动作开合与用力的方法独特多样。以"吸气用力、呼气放松"为吐纳特色；以肢体动作原始古朴为外形特征；以两拳越攥越紧为增长内劲，在当今武术养生界独树一帜。

三是此功法暗含武术中必须掌握的五种基本步型，即：弓步、马步、虚步、仆步、歇步。练好此功，武术中的基本功架自然得到调整。

四是肢体动作拉伸要求高，但适应群体广泛。有无武功基础的爱好者都可以适应练习。只有功架大小之别，没有老少年龄要求之分。伸筋、拔骨、行气、活脉都在肢体动作逐步拉伸的前提下完成。

五是不会出现练功走偏现象。只有呼吸习惯的改变与养成，没有气机运行走向的深度要求。

六是对慢性病症具有特殊的调理作用。研究表明：此功法是武当内家养生功法中最简洁、最实用的"绿色"肢体矫正方法。

一般追求养生健体的学员，长期习练，起到自觉调理身体，填补阴阳，达到强身壮体和防止疾病的特殊功效。

3."武当养生筋经八法"主要功用有哪些？

答："武当养生筋经八法"功用概而言之主要有三个方面：

①武当丹道修炼——经脉通秘法

人体内有多条经脉管道，通过肢体躯干的充分屈伸、外展内收、扭转身体等运动得到拉伸，从而使人体的骨骼及大小关节在传统定势动作的基础上，尽可能地呈现多方位和广

第四章 常见问题解答

角度的活动。

通过"拔骨"的运动达到"伸筋",牵拉人体各部位的大小肌群和筋膜,以及大小关节处的肌腱、韧带、关节囊等结缔组织,促进活动部位软组织的血液循环,改善软组织的营养代谢过程,提高肌肉、肌腱、韧带等软组织的柔韧性、灵活性和骨骼、关节、肌肉等组织的活动功能,达到强身健体的目的。

尤其对常见慢性病症如:颈椎病、肩周炎、关节炎、椎间盘突出症有较好的辅助治疗效果。

②是武当高乘武学——点穴术的秘修辅助功法

长期习练,极快地提升我们指力和点透之劲。具有不伤手,增内力,持续久等特征。对武当内家拳练习者,此功是提升内力的绝佳选择。

③可以作为武当武功的基本功训练教程

八桩涉及五种练习内家拳必备的基本步型。通过功力练习兼带提升了基本功的水准。

此功法对无任何武功基础的社会养生爱好者和对武当功夫内功研究的专家学者是最佳的入门体验功法。

第二节 技术性问题

1. "武当养生筋经八法"中所提及的上丹田、中丹田、下丹田特指哪些部位?

答:就本套功法所指的上丹田、中丹田、下丹田而言,它不是特指某一个点,而是以某一个点为中心所辐射的一个区域。其中:

上丹田就是指以印堂穴为中心的辐射区域；
中丹田就是指以膻中穴为中心的辐射区域；
下丹田就是指以气海穴为中心的辐射区域。

2. "武当养生筋经八法"的呼吸方法怎么如此独特？

答：是的，"武当养生筋经八法"虽然以伸筋拔骨为主旨，但其呼吸方法同样有其独特性。

从此功法的风格特点及其养生功用中，我们可以看到中国古老养生术的独特魅力。

除了它的呼吸方式中包括了长吸短呼、长呼短吸、长吸长呼等；采用的是鼻吸鼻呼单一气机调节；分吸、闭、喷等呼吸技巧，更有特色的是，在功法习练时，多以吸气时双拳攥紧，呼气时，双拳放松。这在武术养生功法中是很少见的。

3. "武当养生筋经八法"练习时，功前、功后都会提到"按掌平气""金盆浴身"等；与《武当九式吐纳养生法》一书中的"捧气贯顶"；"周天行气"如何区分？

答："捧气贯顶""按掌平气""周天行气""金盆浴身"的四者之间是有相同和不同之处的。初学时容易混淆。

相同之处：

①外形动作相同。

②呼吸方式相同。都是一组动作一吸一呼。即：用鼻子吸气，双臂自体侧慢慢上抬，双掌心向上，再慢慢合于头顶上方，双手掌心遥遥相对，至此气吸满；然后用鼻子呼气，同时翻双掌下按，掌心向下。双手慢慢下落，垂至体侧，呼气结束。

③都是采用的"意识假借法"。它是一种全身心调理的导引方式；也是一种养生有效的心理暗示方法。此方法操作得

第四章 常见问题解答

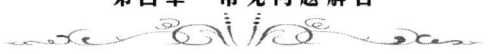

当，非常有助于身心健康。

不同之处：

① "捧气贯顶"的"意识假借法"。

除包含"呼吸法""意念法"外，还要有一个意识假想，即："意识假借法"。吸气时，双目微闭，意想内视，人的身体就像一瓶浑浊的水，呼气时，随着双手下按而意念自头顶下行，身体内假想的污浊之水面也随意念下降下行，从双脚下的涌泉穴外泄；人体流空之处都变得非常洁静，无色透明。所有的病气、浊气都随意念水面下降而下行，通过涌泉穴外泄入地。

② "按掌平气"的"意识假借法"。在运用意念过程中，吸气时可意想胸腔扩张，充满氧气；呼气时可意想一股气流从印堂（上丹田）沿体前任脉线下行，至膻中（中丹田），再下行至气海穴（下丹田）。肺活量强的练习者，如果呼气气息较长，可随呼气将意念继续下行至涌泉穴。

③ "周天行气"的"意识假借法"。"周天行气"这是一组以慢、长、细、匀"长吸长呼"的呼吸吐纳方法。整组动作要随呼吸的快慢节奏来调整动作的速度。练习过周天功，或道内称：河车运转的可以在一开一合的动作过程中，体内气机运行一个小周天。

意念的过程是：随着手臂的开合，同时吸气，意念一股真气从足底的涌泉穴源源不断吸入并随体后的两腿、后背的膀胱经部位逐步上升，至气呼满时，意念到百会穴，下到上腭内的"上鹊桥"；然后呼气，意念真气随呼气下行，过咽喉，下膻中穴，经中脘穴，到气海穴，真气分二支，同时沿两腿面（胃经）下走，最后到足底的涌泉穴，形成一个"周天"。这个过程叫"周天行气"。

武当养生筋经八法

④"金盆浴身"的"意识假借法"。也是一组全身心调理动作。吸气时，双目微闭，意想内视，意想自己双手托起了一个金盆，盆里装满了洁净的金水，举过头顶后，翻盆从头上浇灌在人身体上一样，意念随水流下行。意想把身体表面上所有的脏物都冲洗掉了，身心俱佳。

⑤"捧气贯顶""按掌平气""周天行气""金盆浴身"四者吐纳的方法上略有区别。

"捧气贯顶"采用的是慢、长、细、匀的吐纳法；

"按掌平气"采用的是短吸短呼的吐纳法；

"周天行气"采用的是长吸长呼的吐纳法；

"金盆浴身"采用的是长吸短呼的吐纳法。

4. "武当养生筋经八法"每天练多长时间为宜？

答：练习时间的长短要因人而异。一般情况下，每式做3次，整套动作练习需要13分钟左右。

如果身体状况相对好，能保持每天练习1个小时左右，较为合适。

如果身体状况不好，可以根据具体情况，选择其中之一两式进行针对性的练习。

5. 是不是每天都要将"武当养生筋经八法"八式全部练习1次？

答：通常情况，初次学习的习练者，每天至少要将"武当养生筋经八法"八式全部练习1次。

一般养生爱好者，可以选择性练习；

专业运动员或者武当功夫爱好者，可以每一式可按3次、6次、9次、18次进行单独操练，每天全部练习；

第四章 常见问题解答

对于慢性病症康复养生爱好者，可以根据体力状况，每一式可按3次、6次进行单独操练，一次性把整个套路练完。

6. 练习"武当养生筋经八法"能不能同时练习其他武功功法？

答：一般说来，在练一种功法时，不要同时练习其他功法，特别是呼吸方法不同甚至相反的功法。

如果练习"武当养生筋经八法"后，感到运动精力充沛，可以辅助练习对呼吸吐纳不作要求的运动或太极拳之类的内家拳法或吕祖纯阳门其他功法。

7. 练完"武当养生筋经八法"后，还希望进一步提高，选择练习什么样的功法较好？

答：通过一段时间练习后，你的身体状况一定会有好的改观，你会有一种希望练习更多内容的想法，这很正常。因为学习总是有递进过程的。这是好现象，是身体转好或功力增长的表现。

如果想提高练习或进一步深造，从养生的角度看，可以推荐继续学习"武当九式吐纳养生法""武当养生导引十三式"；从增强武术内功功力的角度看，可以推荐练习武当纯阳大功。纯阳大功是阳刚性功法，还能练出身体特异性功能，如抗暴力击打等。

8. 在每式开始或结束，为什么要搞"意识假借"活动？

答：意识假借，是一种养生有效的心理暗示方法。操作得当，非常有助于身心健康。

习练静坐功夫的人们,自然明白其中的玄机。这里不一一赘述。

当然,如果习练者还没有导引基础,还不能控制自己的意识假借,作为一般性的养生锻炼,也可以只用肢体动作配合呼吸吐纳,而不用意识假借这种导引方法。

9. 练习"武当养生筋经八法"功法过程中,为什么会大汗淋漓,湿透前胸后背,应该注意哪些问题?

答:练习"武当养生筋经八法"功法过程中,会大汗淋漓,湿透前胸后背,但一般不会出现气喘、体倦的现象。相反,习练者精神振作,这是"武当养生筋经八法"功法的独到效验,不必担心。

通过在安静状态下呼吸吐纳、运气发声、动作导引等功法动作的练习,旨在促使人体的"阳和之气"发动,进而遍及全身,全身就会出汗,并且非常舒畅,这就是古人所说"如饮醍(tí)醐(hú)"的境界。

但是如果大汗淋漓之后,身体感到疲劳,那则是运动量过大或者体质比较虚弱的缘故,应适度减少运动量。

另外,练功结束后要重视做好收功和功后导引放松功法,即做好"狸猫洗脸",利于快速消除疲劳,康复身体。

附 录

武当绝学内丹修炼法述秘

岳武

一、武当丹道内修的养生观与养生术

(一) 武当丹道与丹道修炼

武当丹道就是以武当道内传承为核心,以"道"的哲理和"丹"的炼法为依托,通过有形的肢体和无形的精神相结合,遵循特定的修炼程序,实现人类养生延寿的过程和结果的学说。所谓"道"的哲理,就是丹道修炼家遵循的养生观;所谓"丹"的炼法,就是外丹家烧炼丹丸或内丹家将人身体作炉鼎,以精、气、神为药物,以元神为火候,在实践中摸索形成的一定程序的特殊锻炼方法。

综观武当丹道的发展历史,我们知道,丹道修炼曾在武当山盛极一时,并经历了初始状态的内丹修炼到外丹修炼,最后逐步转化为专事内丹修炼的漫长过程。

一般认为,外丹术的历史可以追溯到公元前 221 年,秦始皇统一中国。他对长生不老的追求,促进了人们对养生延寿的探索;但真正的外丹烧炼始于汉武帝元光二年(公元前 133 年),方士李少君请武帝"祀灶"等,武帝从其请,"亲祀灶"等,这是关于外丹烧炼的最早记载。至唐朝晚期,外丹术由于自身的缺陷，逐渐被"反求诸己"的内丹修炼所代替。

论及武当丹道修炼，最早可以追溯到战国时期的尹喜及其弟子尹轨，他们深隐武当，炼丹修道，武当山至今留有尹喜岩遗址。他们所修"道法"讲求的是"内视""内求""内丹"以及"子午行功"的道家功法和行功原则，也说明道家的养生延寿修炼方法，是先有初始状态的"内丹"，而后才有"外丹"，最后又返回内求专事"内丹"修炼的。这也是武当山有史记载最早的，也是第一次出现的丹道修炼盛况。史称"两尹盛修"。

史证最早在武当山修炼外丹的，当数汉代的马明生、阴长生，武当山长生岩洞中至今存有当年烧炼丹药的痕迹。故有"两生丹岩"之称。师徒二人的活动构成了武当山第二个炼丹鼎盛期，在道教史上留下了重重的一笔。

隋唐时期的丹道修炼，特别是在武当山修炼的陈抟《入室还丹诗》、吕洞宾《九真玉书》等内丹修炼部分著作成为了宋元道教内丹派形成的理论基础和经典。及至元明清时期的内丹修炼以张三丰在武当山为代表，出现了又一个鼎盛时期。

结合现代武当山道内传承的实际情况，武当丹道修炼有广义和狭义之分。

广义的武当丹道修炼是指道内外的丹道修炼者在总结前人修炼丹道理论和实践的基础上，吸纳儒、释、道、易、武、医等各家养生延寿的哲理和功法精髓，结合现代养生延寿的科学技术成果，所形成的新型丹道修炼方法，并按一定修炼程序和步骤进行修炼。

狭义武当丹道修炼就是指道内人士或道长进行的修炼，多指武当丹道内修。统称武当丹道修炼。

武当丹道修炼实质就是修心养性，修性养命，性命双修，厚德长生。

（二）武当丹道内修包涵的主体内容

通过多年的学习与实践，我们认为，武当丹道内修所包涵的主体内容分两个部分，一是道教的养生观，即理论体系；二是道教养生的功与术，即技术体系。

丹道养生不单单是修习操练各种功法，也还包括一整套修身养性在内的生理和心理并重的修养功夫。它讲求人生修炼的三种层次追求，即健身——养生——长生。

所以说，丹道修炼不单纯讲寿命，讲延年，而是整个人生的修养方法，并借这个方法去完成人生的最高修养境界，即达到"天人合一"的大同、大和世界。

1. 道教的养生观

道教的养生观蕴含着我国古代文化沉淀的精粹，它有系统的宇宙观、方法论和生命观。

首先，道教的养生主张"重人贵生"的观念，"人为天下贵"的思想，因此必须"重命养生"，并提出了"我命在我不在天"的积极养生口号。

道教的养生观体现了一个鲜明的思想特征，就是主张充分发挥人的主观能动性。修行者要以主动进取的精神去探索和追求人类的健康长寿，取得把握自身生命自由的途径。这种追求长生不老的境界，其中也包含着一种积极主动的人生态度。

其二，道教的养生观是以"天人合一"的人体生命整体作为养生基础的。通常认为，人是一个小宇宙，大自然是一个大宇宙，这个大宇宙与小宇宙是大同小异、息息相连的统一整体。

还有认为，人的精神受之于天，人的形骸受之于地。天有

武当养生筋经八法

四时五行九解三百六十五日，人也有四时五脏九窍三百六十五个关节。大自然有山川流水，环环相扣、息息相连；人体的器官也像自然界的山川流水，也是环环相扣、息息相连的。因此，人与自然是一个统一的整体。我国古代把这种认识叫作"天人合一"。

既然人与自然相通，自然界天地万物变化必然直接影响人的生命活动；反过来，人的生命活动又可以反作用于天地万物，改变它们的运动过程。这种"天人合一"思想事实上是一种整体养生观念，也可以说是一种系统观念，科学观念。它要求"天人相应"，人体要"道法自然"，仿效天地运动的形式与时机，就可以长存不衰。

其三，道教的养生观从整体养生观念出发，十分强调精、气、神三者的保养和锻炼，并主张三者相互作用，密切关联，是一个统一的整体。

"精"是其基础；"神"是其主宰；"气"则是动力。精满则气旺，气旺则神足。精满、气旺、神足，则精力充沛，身体健康。要说明的是：

精是生命的机能。丹道所说的"精"是一个专有名词，与中医典籍所说的"精"实际上是有区别的。中医讲的"精"就是指人体中的各种精微（最精华的细微物质）的总称。丹道所指的"精"实即指生命的机能，个人体会相当于内分泌或激素，非医学指生理之精。内丹修炼就是修炼的"元精"。认为元精与神气合凝，则可结成内丹。保精为养生得寿第一要作。

气是生命的动力。气是构成人体生命活动的基本物质。在人体内，由于气的分布部位、作用、性质不同，也有不同的名称，概括而言，主要有四种：

一是元气，又称"祖气""真气"。它禀受于先天，藏之

附 录

于肾及命门中。但它必须受后天精气的不断滋养，才能不断发挥作用。

二是宗气。是以饮食水谷所化的水谷之气，与吸入的自然之气结合而成。它积于胸中，司呼吸、发声的功能，又有推动血液运行之作用。

第三为营气。是由水谷精微所生化的精气。由脾胃生化后，传输于肺，进入脉道中，以营养全身。

第四为卫气。也是由水谷精微所生化的精气。其性剽疾滑利，善于游走窜透，不受脉道约束，行于脉外。因其具有保卫体表，抗拒外邪的功能，故名为"卫气"。当然，还有心、肝、脾、肺、肾气等，但都列入元气的分体。

丹经中还独创了一个"炁"，以示先天炁与后天气区别。

神是生命的主宰。指人的精神活动，包括感性的、理性的、直觉的思想意识活动，即大脑的功能。它是神态、知觉、思维、运动等生命活动现象的主宰。它有物质基础，是由先天之精生成，并须后天饮食所化生的精气充养，才能维持和发挥它的功能。它在人体中居于主导地位。

丹道修炼，总以凝神气穴下手。

其四，道教养生观实行的是神形共养、性命双修的内炼体系，也是一种双向养生的整体人生修养方法。

既讲身体养护锻炼，也讲心性、道德与人格的修养，并把二者密切结合，双修双了。

古代养生家认为：人类生命的基本要素有二，即性和命。性命与神形可以说是特定相通的概念。谈到"性"和"神"，一般都指人的心性、精神、意识；谈到"命"和"形"则指人的生命、形体等。可能时代的变迁，其称谓和内涵也有了差异。

用现代医学术语来说，"性"和"神"就是心理卫生；

"命"和"形"就是生理卫生。心理与生理是相通相关的。性命双修才构成一个完整系统的内炼体系，成为修真得道的必由之途。

它又分两大纲领：性功、命功；五大要法：炼心、炼性、炼精、炼气、炼神；四字之诀：清、虚、静、定。

其五，道教养生观接受了古代先哲总结得出的"阴阳""五行""八卦"学说，在实践中验证、完善并发展了这些学说。

2. 道教的养生术

道教的养生术在历史的长河中形成了数十种不同类别、不同方式、不同内容的养生方式、方法。

为了区分特征，又形成了不同的流派。不同的流派之间又相互影响，互相融合。生生不息，代代相传，源源流长。

武当丹道养生术是道教养生的重要组成部分。综观中国历史，尽管释、儒、道、法，诸子百家，对延年益寿各有追求。道家思想影响深远的武当丹道，对长寿的不懈追求和探索，推进了我国养生延寿理论和实践向高峰期发展，形成了相对系统而又相对规范的养生理论、方法和简便易行的操作套路。

这是千百年来武当道家留下的一笔丰厚的非物质文化遗产财富，至今仍然散发着璀璨的光芒。

二、武当丹道内修技术体系的构架

（一）武当丹道内修技术体系的形成及其价值定位

武当丹道内修技术体系是指武当道传养生术的技术结构与具体操作程序构成。

附 录

这里主要以道教龙门派和武当纯阳门的秘传丹道修炼程序作为主线，参照道教其他派别的数种修炼方法，进行纵横向比较，提炼并通过同修实际体验、试验教学等不同方式，验证同类型丹道功法中最具有代表性的；在不同类功法中，定位为标志性的丹道养生功法，再结合笔者20年来的实证实修的动态体验，摸索总结出一整套武当丹道引功、动功、动静功、静功四大层次的修炼门径。

概而言之，由"一个目标，二种形式，三大法门，四大方式，五大程序，五十六种习练方法"，构成一整套丹道修炼技术体系。

这套武当丹道实修技术体系，充分运用唯物论的观点，科学的态度，去其糟粕，取其精华，进行重新组合构架，并结合个人的实修和学员的实练，在近5年的时间里，进行大量教学案例验证，形成的这套武当丹道实修技术体系。

它彻底打破武当丹道养生千百年来"三人不说，六耳不传"的陈规陋习，为热爱武当丹道的实践者，拨开了修炼者在实修过程中对不同层次不同功法选择的"迷雾"，点亮了武当丹道修炼前进路上的"指明灯"。

(二) 武当丹道实修技术体系释秘

武当丹道实修技术体系简释：

1. 一个目标

健身、养生与长生是人们亘古未变的追求。

2. 二种形式

一是修性；二是养命。

二者具有辩证统一关系。既独立又相辅相成；既有联系又有区别。

修性方能养命。性不修，命必损。

3. 三大法门（丹道筑基）

即：修炼者意、气、力"三合一"训练法；修炼者意、气"二合一"训练法；修炼者一意训练法。属武当丹道筑基功。

（1）意、气、力"三合一"训练法

主要指修炼者运用暗劲，借助肢体进行伸展屈伸，带动吐故纳新，促进脏腑的代谢与保健。

比较适合初级丹道修炼的群体。

（2）意、气"二合一"训练法

主要指修炼者借助呼吸吐纳技术，使肢体进行伸展屈伸，促进脏腑的代谢与保健。

比较适合中级丹道修炼的群体。

（3）一意训练法

主要指修炼者借助意念活动，使肢体进行伸展屈伸后，形体静止不动而意行不止，促进气血运行与保健。

比较适应高级丹道修炼的群体。

4. 四种方式

即：引功、动功、动静功、静功，对应入门、初级、中级、高级四大层次。

5. 五大程序

五大程序是武当丹道修炼的一种常规程序。多年的实践证明，按照这五大程序进行丹道修炼，具有长功快、得气感强、不出偏、感受明显的体验特点。具体步骤：

第一步：道功十步（代表：十种道行）
第二步：伸筋拔骨（代表：八宝筋经桩）
第三步：呼吸吐纳（代表：九式不老青松功）
第四步：按摩导引（代表：十三太极导引桩）
第五步：打坐静修（代表：十六步内修进阶）

以上五大程序，是丹道修炼必经之正途。

虽然法门千万，道理归一。丹道之路，漫长无边，一念之差，就可能"失之千里"。

空谈无益处，唯有实践，方能验证什么是"终南捷径"。

6. 五十六种习练方法

即："学道行"分10种走步训练方法。
"八宝筋经桩"分8种练功方法。
"九式不老青松功"分9种练功方法。
"十三太极导引桩"分13种练功方法。
"十六步内修进阶"分16步练功方法。

以上共计5类56种习练方法。这些方法也是按照由浅入深的训练程序设计的，具有广泛的适应性。

目前除"十六步内修进阶"没有对外公开教学外，武当山下的十堰市武当拳法研究会——柳林武功院对以上其他四类功法均已经面向大众养生群体，公开教学，并收到良好的养生祛病效果。

这些养生功法的不同特点：

① "学道行"分10种走步训练方法，属于丹道修炼的前奏；是入门引路的基本功。

道功十步也叫丹道行步功。

武当养生筋经八法

过去初入道门,需要学习例如"鹰飞步""鸦雀步"等道内步法的走转,练好步法为入门,为进一步学习奠基础。

通俗名称为:学道行、雅雀步、鹰飞步、游泳步、波浪步、灵猫步、活气步、之字步、大云手、矮圈步。

目前道内沿传"走禹步""转天尊"均为道行步的演化。

武当纯阳门秘传的"武当宫阵秘练图说"正是道行步的综合应用。

"武当宫阵秘练图说"一文中是这样论述的:"破解武当秘中之秘,明示道内玄中之玄。武当身法之精华泄密,武当上乘步法修炼捷径面世。"

"武当宫阵绝技秘练图"是"天象与人法"有机结合,互相生衍的产物。与现存道内"转天尊"当属一法。有其严密的科学性。《四库全书提要》中说:"陈抟推阐易理,衍为诸图。"图中蕴涵着万物生化的过程。明代医学家张介滨说:"环中者天之象也。"认为它表示着一种天象,即天、地生成和演化的规律。学会了这个,才算是真正掌握了武当道内秘练技术。

其特点,用于技击,充分体现后发先至、舍己从人而制人的独特功效,实现柔弱胜刚强的理论探索。推及引兵斗智,以宫阵之术,调兵遣将,对方必将被动牵制,处处挨打。久习则不求搏人之术,却具备防卫之功。与人对阵,上乘神意退敌;中乘缠放击人;下乘走转防身。

其练法步法用于武当内功绝技训练,其宫阵技法分蹲桩和合阵两种。蹲桩是按宫阵点位设立桩柱,习练者配合功架动作变换,暗合于阵法,明行于桩上,久练必得神勇之极;合阵是在平地上依宫阵之法,划点设圈,习练者配合功架自然走转。中期阶段,逐步在九宫桩上,随机运行二仪桩,或三星桩,或

附 录

四象桩，或五子桩，或六顺桩，或七斗桩，或八面桩，来回穿插走转，各种手法贯通，使手眼身法步、精神气力功高度有机配合，形成一套无始无终、永无止境的优美、高深、延年益寿的道内拳法。高级阶段，神意俱佳，举手投足，皆在道中。

其功用宫阵图为：

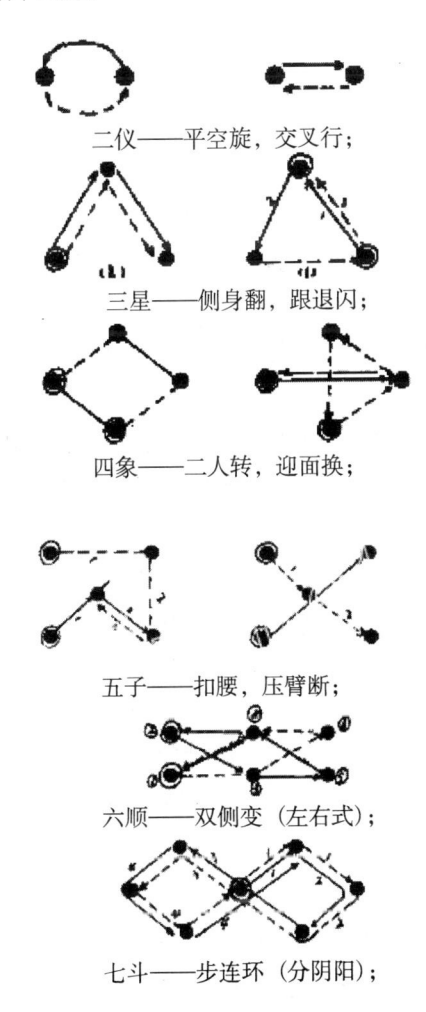

二仪——平空旋，交叉行；

三星——侧身翻，跟退闪；

四象——二人转，迎面换；

五子——扣腰，压臂断；

六顺——双侧变（左右式）；

七斗——步连环（分阴阳）；

武当养生筋经八法

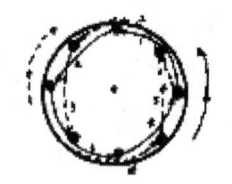

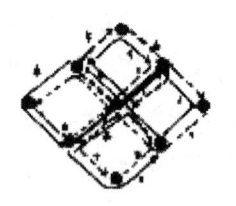

八面———圈行（正反式） 九宫——九宫蹲（纯自然）

师曰：武当一黄庭，纯阳三分技，宫阵任意走，万法内中藏，诸君多体悟，甲子永缔长。

其功用概而言之也有三个方面：

第一方面，武当丹道修炼——道行通秘法。是修行人的入门基础功课。

第二方面，激活人的腰腿筋骨，增强人的身法与步法综合协调性。

第三方面，动作难度小，适应各种初始接触道学的练习者。

②"八宝筋经桩"分8种练功方法，是初级养生修炼者必选代表性功课。

属动功范畴。此功法过去属道门内部秘传，多用于道长修真激活筋脉，自我保健修炼。属武当传统丹道内养功法中伸筋拔骨类的基础性丹功。

动作名称为：朝拜太和、樵夫担柴、童子穿袜、仙鹤欲飞、二龙缠柱、老妈纺线、满面散花、鸟归山林。

功法简明，易学易练，功感极强，具有丹道养生筑基功中的标志性功法特征。

其功用概而言之有三个方面：

第一方面，武当丹道修炼——经脉通秘法

人体内有多条经脉管道，通过肢体躯干的充分屈伸、外展

附 录

内收、扭转等运动使身体得到拉伸，从而使人体的骨骼及大小关节在传统定势动作的基础上，尽可能地呈现多方位和广角度的活动。

通过"拔骨"的运动达到"伸筋"，牵拉人体各部位的大小肌群和筋膜，以及大小关节处的肌腱、韧带、关节囊等结缔组织，促进活动部位软组织的血液循环，改善软组织的营养代谢过程，提高肌肉、肌腱、韧带等软组织的柔韧性、灵活性和骨骼、关节、肌肉等组织的活动功能，达到强身健体的目的。

尤其对常见慢性病症如：颈椎病、肩周炎、关节炎、椎间盘突出症有较好的辅助治疗效果。

第二方面，是武当高乘武学——点穴术的秘修辅助功法

长期习练，极快地提升我们指力和点透之劲。具有不伤手，增内力，持续久等特征。对武当内家拳练习者，此功是提升内力的绝佳选择。

第三方面，可以作为武当武功的基本功训练教程

八桩涉及五种练习内家拳必备的基本步型。通过功力练习兼带提升了基本功的水准。

此功法对无任何武功基础的社会养生爱好者和对武当功夫内功研究的专家学者是最佳的入门体验功法。

③"九式不老青松功"分9种练功方法，列属初中级养生修炼者必选代表性功课。

属动功范畴。此功法过去属道门内部秘传，多用于道长修真呼吸吐纳，自我保健修炼。

原系武当纯阳门修真引气导引之秘术，属纯阳门武功进入中高级阶段的总功。通过习练后，为最终进入武功高级阶段奠定坚实的基础。

具有丹道养生筑基功中的标志性功法特征。列属武当传统

武当养生筋经八法

丹道内养功法中呼吸吐纳类的基础性丹功。

"九式不老青松功"列属武当丹道修炼——气脉通秘法。能起到自觉调理身体，填补阴阳，达到强身壮体和防止疾病的特殊功效。

④ "十三太极导引桩"分13种练功方法，列属中高级养生修炼者必选代表性功课。

属动静功范畴。此功法过去属道门内部秘传，多用于道长修真时，运用自我形成的气功生物磁场，自我以意行气按摩导引，自我保健修炼。

属武当传统丹道内养功法中按摩导引类的基础性丹功。

其功用概而言之有六个方面：

第一方面，武当丹道修炼——任脉通秘法。

是武当高道真人修炼的不二法门；是丹道功夫快速提升的最佳捷径；与"云床高卧十八法"珠联璧合，相辅相成，相得益彰。

当然，"云床高卧十八法"是对"十三太极导引桩"的补充，主要是对人体督脉的调理。属于动静功范畴。另文再述。

第二方面，改善人的免疫机能，增强防病、抗病能力。对早期癌症等绝症有较好的调理作用；

第三方面，属于动静功法。先动后静，动静结合。具有不出偏差的独特效果；

第四方面，太极实战功夫的最佳内功气法。长期习练，能够内气下沉，双腿有入地三尺之感觉，增加腿桩功力。

第五方面，形成人体浑圆磁场。功力深厚者，自我形成磁力，自我感应、体验，富有玩味。

第六方面，颠覆时空感。深刻体会文艺作品中所述"天上一天，地上一年"的时光流失感，产生深厚的练功兴趣。

⑤ "十六步内修进阶"分16步练功方法，列属高级养生修炼者必选代表性功课。

"十六步内修进阶"属静功范畴。此功法过去属道门内部秘传，全真教龙门派内代有传人。多用于道长修习丹道，静坐功夫修炼。

"十六步内修进阶"涵盖江湖上所流行的"周天运行"功法，属武当传统丹道内养功法中导引类的丹功。

三、走出流行丹道修炼误区

近年来，社会流行丹道修炼，可是越来越多的爱好者、习练者不断电话咨询，共性问题是：因自己盲目瞎练所谓的丹功，造成"走火入魔"，有的甚至严重地影响了正常生活。

从电话或面谈得知，他们多半是自己为了寻得一种懒惰的锻炼方法，从书本上找到或看到关于对静坐功或静桩功的介绍，于是"东施效颦"，最后落得个"出偏差"的结果，造成生理和心理上的严重创伤。

武当丹道修炼真的距离我们生活那么遥远吗？

其实，明其原理，知其正途，遵其规范，丹道养生的健康方式就在我们身边。

如何求得正途？提出六点建议，以供参考：

一是打破"懒人练功，以静为先"的错误思想禁锢，树立"动静结合"的正确养生观。

二是树立"常人练功，以动为先"的正确思想导向，坚持"快慢相宜"的积极养生观。

三是依据丹道实证体验而得出的有效修炼程序与方法，按部就班，稳步提高，坚决摒弃盲目瞎练的个人做法。

四是有条件的可以直接到丹道传人那里寻求指导，避免不必要的"修炼"弯道，直入正途。

五是寻"明白"老师，不要"虚名"老师。丹道养生，贵在实践，没有实践的空谈，必然留下健康隐患。害人必将毁己。

六是武当丹道养生法理简捷，适应群体广泛。

不同年龄层的人们只要有追求健康的愿望，都能从众多武当丹道养生方法中，对号入座。

喜欢安静，厌弃剧烈运动的人们，完全可以在老师的指导下，选择躺在床铺上练卧功。

初学者，可以选择武当丹道基础性功法——学道行，会走路就会练习这套"道功十步"。

有修炼基础的，可以选择"不老青松功"。

希望丹功高深者，可以先走静功桩法，再求外静内动的高级功法。

结束语：

可以预测，"藏在深闺人未识"的武当丹道养生，一朝被人们认识，与国际接轨，走上产业化路子之后，必将在世界养生市场发展空间上成为一颗闪烁耀眼的新星！

后　记

　　"武当养生筋经八法"公开面向社会教学已经10年了。

　　本来"武当养生筋经八法"是门内自习的功法，没有对外教学的。偶然的机会，一位体弱的爱武老人千里迢迢对武当内养功法寻访。老人爱武数年却体弱、筋缩，行拳走架动作不雅，原本所练的拳是挺好的拳，他却练得不成体统。见面谈吐中，老人习功之心切，爱武之痴度，无不令人感怀。小留几日，选择性地将"武当养生筋经八法"中的5个把子，教给他试验着练习，以期改变老人的功态。半年后，奇迹发生了。老人弯曲的背，直了许多；拳路功架，增色了不少；精神状态也挺好。老人感动，我也对"武当养生筋经八法"适度重视，并加以研究。

　　先是本人执教。此功法独特的练功形式、独特的练功方法、独特的练功效验，很快得到社会养生爱好者的认同；接着，家人教学，兄弟姊妹上阵。2008年迎来了一个小高潮。数以百计的武当武术养生习练者，来到了位于武当山下十堰城区的柳林武功院，学习包括"武当养生筋经八法"在内的武当传统内养功法。我们对所有学习"武当养生筋经八法"的学员，要求写练功笔记，记录下学员们的身体、功架变化。教学经验的积累，学员感悟的汇集，养生医学的检验，逐步筑起了"武当养生筋经八法"成为"武当养生宝典"的大墙。好的功法，好的教法，好的养生保健效验，同样引起武术媒体人的关注。2008年由中国武术协会审定、国家体育总局武术研究院监制的第一张武当武术养生功法——电视教学系列片"武当养生筋经八法"DVD正式出版发行。5年来，我们不断收到通过DVD学习后的咨询、交流、访谈和教学校正。珍惜生命、爱惜日子的养生爱好者、学者，也有专家强烈建议：将"武当养生筋经八法"整编成书，让更多追求健康生活的人们受益。

2010年，应人民体育出版社孔令良编辑之邀，率先整理出版了《武当九式吐纳养生法》，算是投石问路吧，2011年上市效果挺好，网上普遍好评。在《武当九式吐纳养生法》再版之时，我们感受到了社会的责任。老祖宗留下的宝贵遗产，应该让更多的爱好者、研究者分享。在人民体育出版社孔令良编辑的指导下，我们又开始了整理《武当养生筋经八法》书稿的里程。

3年过去了，《武当养生筋经八法》书稿问世。其中的苦与乐，难以言表。

借鉴过去整编《武当拳入门理论》《简化武当拳》《武当剑》《武当剑谱》《武当九式吐纳养生法》的成书经验，在整编"武当养生系列功法"的具体环节中，十分注重传承的原始性、史料的权威性、动作的代表性、养生的科学性、演练的艺术性以及吐纳中的技巧性。所以，这套养生功法，自问世之日，似乎也就蕴含着非常强大的生命力，在道内外传承至今，引起了社会各界养生爱好者、研究者的强烈关注和喜爱。在多年的教学传承过程中，大批学员的养生实证，引起中国医学界、气功界、武术界的专业人士重视并进行了大量的数据研究。

有个性特色才有其生生不息的生命延续之力。然而瑕不掩瑜。毕竟是一套功法，并不意味着没有缺憾，也不可能包罗万象。它最受中老年和青少年中的体弱多病者、亚健康人士欢迎。当然，如果得到正传，也可以将此套功法作为点穴手的基础功法训练指、拳的内力，相信热爱、崇尚点穴的人们，明此

后　记

道理后，一定会倍加珍爱。由此看来，尽管它的适应群体比较宽泛，也不容回避该功法的局限。

功法套路似乎好学，或许五六个课时即可掌握基本要领和符合动作要求，其实真正练好，也不是很容易。从专业角度看，越是好学的，越是难以练精。

所以，也提醒初学者，要有认真的习练态度；对于有一定基础的同好，如有兴趣练习，最好不要掉以轻心；对于研究者，建议不要因为看起来简单，而不深入感悟揣摩。果真那样，想提高练功档次，做到体用一体，达到形神兼备，肯定无缘。

存在的就有其合理性。目前，作为"武当养生三大宝典"之一的这套养生功法正迅速地向世界各地流传，正为世界人类的健康事业再做新的贡献。

这里特别感谢武当山下的湖北省十堰市文体局领导的关心，十堰市武术协会、武当拳法研究会、武当养生研究会、武当武术联合会、十堰市民俗协会、十堰市非物质文化遗产保护中心等同仁的支持，武当山特区、《武当》杂志社的帮助；感谢武当丹道专家陈禾源的指导；感谢武当拳法研究会会长欧阳学忠为本书题写书名；感谢十堰柳林武功院（http://www.wudangquan.net）及众弟子的参与和家人及兄弟姊妹们的无私奉献。

可以说，这本小书，是先辈智慧的结晶，本人不过是一个具体实践者罢了。期望大家一如既往地给我鼓劲加油，力争在最短的时间内，更好地完成其他千古秘传武当养生系列丛书的整编工作。

岳　武

2013 年 11 月于武当山下

图书在版编目(CIP)数据

武当养生筋经八法 / 岳武，陈玲著. - 北京：人民体育出版社，2015（2016.7.重印）
ISBN 978-7-5009-4672-4

Ⅰ.①武… Ⅱ.①岳… ②陈… Ⅲ.①道教-养生（中医）-基本知识 Ⅳ.①R212

中国版本图书馆CIP数据核字（2014）第124514号

*

人民体育出版社出版发行
三河兴达印务有限公司印刷
新 华 书 店 经 销

*

850×1168 32开本 5印张 110千字
2015年1月第1版 2016年7月第2次印刷
印数：5,001—8,000册

*

ISBN 978-7-5009-4672-4
定价：22.00元

社址：北京市东城区体育馆路8号（天坛公园东门）
电话：67151482（发行部） 邮编：100061
传真：67151483 邮购：67118491
网址：www.sportspublsh.com

（购买本社图书，如遇有缺损页可与邮购部联系）